TOM HOLMES

Ein Weg des Herzens

TOM HOLMES

Ein Weg des Herzens

Spiritualität und Teile-Arbeit (IFS)

Aus dem Englischen übersetzt von Anna Martin

arbor

Arbor Verlag
Freiburg im Breisgau

Die Originalausgabe erschien 2022 unter dem Titel: *Parts Work: A Path of the Heart. Healing Journeys Integrating IFS and Spirituality* bei Winged Heart Press, USA.

Deutsche Erstausgabe
1. Auflage 2023

Lektorat: Usha Swamy
Titelgrafik: ©nukrist/istockphoto.com
Umschlaggestaltung und Satz: mediengenossen.de
Druck und Bindung: Memminger MedienCentrum Druckerei und Verlags-AG

Dieses Buch wurde auf 100 % Altpapier gedruckt und ist alterungsbeständig. Weitere Informationen über unser Umweltengagement finden Sie unter www.arbor-verlag.de/umwelt

www.arbor-verlag.de

ISBN 978-3-86781-397-6

Inhalt

Vorwort

In den vergangenen dreißig Jahren, in denen ich Menschen beim Prozess der Teile-Arbeit begleitet habe, hat sie sich vielmehr als »Weg des Herzens« erwiesen denn als Methode der Psychotherapie. Tatsächlich ist Teile-Arbeit ein sehr wirksamer psychotherapeutischer Ansatz; insbesondere im Zusammenspiel mit spirituellen Ressourcen habe ich sie darüber hinaus als einen Weg zu Frieden, Mitgefühl und Einklang im Leben eines Menschen erlebt – einen Weg zum Herzenserwachen.

Als ich in dieser Lebensphase auf Hunderte von Sitzungen zurückschaute, kam der Wunsch auf, von den besonderen Erfahrungen einiger Heilungsreisen zu berichten, und so kam es zu diesem Buch. Die Geschichten zeigen, wie Teile-Arbeit als Weg des Herzens keine abstrakte Idee ist, sondern vielmehr gelebte Erfahrung mit bedeutsamer Heilwirkung auf das Leben vieler Menschen. Ich stelle hier bestimmte Sitzungen als prototypische Beispiele der Arbeit mit diesem Ansatz zur Verfügung und auch, weil mir vollständige Transkripte der Sitzungen zugänglich sind. Teilnehmende meiner Veranstaltungen gaben gerne die Erlaubnis, ihre Sitzungen für dieses Buch zu verwenden. Ein Großteil des Buches stammt direkt aus Transkripten, um ein Gefühl für den tatsächlichen Prozess zu vermitteln. Ich kommentiere auch den Prozess im Verlauf, um Einblick zu geben, wie ich das Geschehen nachträglich einordne, und die Gründe für die Richtung mitzuteilen, die ich während der Sitzung einschlage.

Meinen Kommentar ergänze ich um Gedanken derer, die die innere Arbeit durchlaufen haben – wie sie den Prozess erlebt haben und wie er ihr Leben danach beeinflusst hat. Beim Abgleich der Sitzungsprotokolle mit meinem Kommentar kam es zu einem Austausch, der mir mehr Klarheit und Details darüber verschaffte, wie Klientinnen ihre innere Arbeit erlebten. Ich ließ auch sie meinen Kommentar überprüfen, um mich zu vergewissern, dass er ihre Erfahrung widerspiegelte. Als Therapeuten machen wir bei der Anleitung von Prozessen oft Annahmen, was im Inneren einer Klientin vor sich geht, bekommen aber selten die Gelegenheit, diese Annahmen nachträglich im Austausch zu überprüfen. Diese Berichte über den Prozess der Teile-Arbeit entstanden jedoch aus so einem Austausch. Einige wollten ihre richtigen Namen verwenden. Claudia, Chady, Sharon, Moana und Renate sind echte Namen, die anderen hier verwendeten Namen sind es nicht.

Bevor ich anfange, die Geschichten zu erzählen, möchte ich erläutern, warum ich die Teile-Arbeit als »Weg des Herzens« bezeichne. Im IFS-Prozess der Bewusstwerdung der Teile und ihrer Anliegen eröffnet sich uns ein besonderer Geisteszustand, der eines der großen Geschenke der Teile-Arbeit ist. Richard Schwartz bemerkte schon früh, dass dieser Zustand bestimmte Qualitäten wie Mitgefühl, Verbundenheit, Neugier und ruhige, zuversichtliche Klarheit enthält. Schwartz nennt diesen Geisteszustand das Selbst und beschreibt es als »Kern einer Person«. Unlängst bezeichnete er den Selbstraum als »diesen Ort des offenen Herzens«.[1]

Es ist für mich ein Weg des Herzens, im Sinn der Entfaltung dieses Raums des offenen Herzens zu wirken. Anstatt diesen Geisteszustand Selbst zu nennen, bevorzuge ich das Wort *Herz* in der Bedeutung des Begriffs, wie er seit Tausenden von Jahren zu vielen spirituellen Traditionen gehört. Besonders gut gefällt mir die *Definition* des spirituellen Herzens, die der islamische Gelehrte Al Ghazali im 11. Jahrhundert gegeben hat als »diese subtile, zarte Substanz, die die wahre Essenz der Menschen ist«.[2] Diese Qualitäten werden in der buddhistischen Tradition auch von Thich Nhat Hanh, einem vietnamesischen buddhistischen Mönch und einem der bekanntesten buddhistischen Lehrer unserer Zeit, deutlich dargestellt. Was er »wahres Selbst« nennt, kann als Schwartz' offenherziger Geisteszustand angesehen werden, der im IFS als Selbst bezeichnet wird. Wenn dieser Zustand aufkommt, ist er laut Thich Nhat Hanh, Ausdruck von wahrer Liebe, und hat die Qualitäten der *brahma vihāra*: liebende Güte, Mitgefühl, Freude und Gleichmut.

In vielen asiatischen Sprachen wird das Wort für Herz treffender mit Herz-Geist übersetzt. Im Chinesischen ist Xin – das Symbol für Herz-Geist, das je nach Kontext mit Geist oder Herz übersetzt wird, da es sowohl intellektuelles als auch emotionales Bewusstsein meinen kann.

心

Xin wurde im Chinesischen als eine Übersetzung für das Selbst im IFS vorgeschlagen. Das, was Schwartz als »Selbstführung« bezeichnet, sehe ich als den Zustand, wenn der »Herz-Geist« unsere Gedanken, Gefühle, und Handlungen leitet. Wegen dieser starken Parallelen zwischen dem Selbst des IFS und dem Herzen verwende ich in diesem Buch manchmal das Wort Selbst/Herz, wenn ich diesen Geisteszustand meine.

Bei der Teile-Arbeit ist mir aufgefallen, dass die Entfaltung dieses inneren Raumes nicht nur Herzensqualitäten mit sich bringt, sondern dass dabei Heilungsressourcen zugänglich werden, die als spirituell bezeichnet werden können. Dies scheint unabhängig vom religiösen Hintergrund oder der Orientierung zu geschehen und kann selbst dann vorkommen, wenn eine religiöse Institution oder Gemeinschaft einer Person irgendwann Schmerz zugefügt oder sie traumatisiert hat.

Ob nun spirituelle Ressourcen ausdrücklich vorhanden sind oder nicht – die Qualitäten des Herzens werden durch Teile-Arbeit genährt und geweckt. Bei den Heilungsprozessen der Klientinnen in den Fallbeispielen der kommenden Kapitel spielte Spiritualität eine entscheidende Rolle. Wird der Herzensraum durch die innere Arbeit geöffnet und sind Therapeutin und Klientin für Spiritualität als einen Aspekt der Heilungsreise offen, kann dies regelmäßig passieren.

Viele Menschen, die ihre Geschichten in diesem Buch mitteilen, sind selbst Therapeutinnen, mit denen ich im Rahmen der *Healing the Healer* oder *Tuning the Heart*-Workshops gearbeitet habe. In diesen Workshops können sie mit dem eigenen inneren System arbeiten. Ich habe Teile-Arbeit als besonders wertvoll für Therapeutinnen empfunden, deren Arbeit ja darin besteht, regelmäßig das Leiden anderer zu berühren. Um Therapie in einer nachhaltigen Weise anbieten zu können, ist es wichtig, sich auch um die eigene Heilung zu kümmern. Die Kombination von Spiritualität und Teile-Arbeit ist das kraftvollste Mittel, das ich gefunden habe, um sich selbst innerlich stärken zu können und leichter mit dem Leid anderer von einem Ort des friedvollen Mitgefühls aus gegenwärtig zu sein.

Es gehört zu den lohnendsten Ergebnissen meiner Workshops und Trainings, wenn Therapeutinnen berichten, dass durch die eigene innere Arbeit tatsächlich viel mehr Leichtigkeit bei der Begleitung ihrer Klientinnen spürbar wird. Sie berichten auch, dass ihre Klientinnen eher in der Lage sind, Zugang zum eigenen offenen Herzensraum und zu Selbstmitgefühl zu bekommen, wenn sie als Therapeutinnen von diesem Ort aus arbeiten.

Die Menschen, die hier ihre Geschichten eröffnen, erzählen sie in der Hoffnung, anderen dadurch auch die Möglichkeit der eigenen Heilung spürbar werden zu lassen. Für ihre Großzügigkeit bin ich dankbar.

Ebenfalls dankbar bin ich Dick Schwartz, der dieses Modell und die Heilungsmöglichkeiten, die es als therapeutischer Prozess bietet, in die Welt gebracht hat. Persönlich bin ich dankbar, dass Teile-Arbeit als Weg des Herzens mir als Therapeut zu einer Arbeitsweise in Einklang mit meinen essenziellen Werten verholfen hat. Diese Herzensqualitäten haben mir die Kraft und Motivation gegeben, in den letzten dreißig Jahren diese Arbeit auf der Welt zu verbreiten.

Im ersten Kapitel werde ich erzählen, wie diese Reise zur Integration von Spiritualität und Psychotherapie vor vierzig Jahren in einer Sitzung mit einer Klientin begann. Weitere Kapitel stellen dar, wie Spiritualität, in den Prozess der Teile-Arbeit hineingewoben, Heilung tiefer seelischer Wunden herbeiführte. Die späteren Kapitel veranschaulichen auch, dass Teile-Arbeit wichtig dabei sein kann, als Therapeutin anderen auf nachhaltige Weise Heilungsarbeit anzubieten und sich auf kreative und gefühlvolle Weise mit der traumatisierten Gemeinschaft um sie herum zu befassen.

1

Spiritualität als Ressource der Heilung

Erfahrungen mit Klient*innen, die wir auf ihrer inneren Reise begleiten, können auch uns als Therapeuten verändern. Auf vielfältige Art und Weise können uns Erfahrungen derer, die einen Teil ihrer Lebensreise mit uns teilen, anrühren: durch ihr Leid, ihren Mut und ihre Menschlichkeit. Hin und wieder taucht im therapeutischen Raum etwas auf, das sowohl die Klientin als auch die Therapeutin tiefgreifend verändert, bei mir veränderte sich zeitweise sogar die Sicht auf den therapeutischen Prozess an sich.

Richard Schwartz, der Begründer der Therapie mit dem System der Inneren Familie, berichtet auch von solchen Momenten mit Veränderungskraft, die ihm kreative Entwicklung ermöglichten. In seiner Praxis für Familientherapie arbeitete er mit einer Klientin, die an Bulimie litt und deren Zustand nicht besser wurde. Ihm kam die Idee, sie zu bitten, die inneren Vorgänge während einer bulimischen Phase zu beschreiben, als sie ihm von unterschiedlichen Teilen erzählte, die in verschiedenen Phasen in den Vordergrund kamen. In einem kreativen Moment übertrug er sein Verständnis von Konstellationen der systemischen Familientherapie auf das, was er als die innere Familie unserer Persönlichkeitsanteile ansah. Während die meisten von uns nicht unbedingt einen Moment erleben, der zur Entstehung eines völlig neuen Therapiemodells wie IFS führt, bauen wir alle erfahrungsgemäß unser eigenes Therapiemodell auf, je nach Ausbildung und Übung, aber vor allem aufgrund unserer eigenen Beobachtungen und Erfahrungen dessen, was heilsam wirkt.

Manchmal verlaufen maßgebliche Erfahrungen in der Praxis völlig außerhalb von dem, was in der Therapieausbildung vermittelt wird, wie bei mir, als ich durch die Begegnung mit einer Klientin auf die Heilkraft spiritueller Erfahrungen aufmerksam wurde. In den frühen 80er-Jahren absolvierte ich mein Doktorandenpraktikum in einem Gemeindezentrum für psychische Gesundheit in einer Kleinstadt in Michigan. Uns suchten mehrfach Klientinnen auf, die mit Glaubensproblemen kämpften, und dieser Kampf schien mit ihren psychischen Problemen zusammenzuhängen. Ich wusste nicht, wie ich ihnen helfen konnte, da ich mich bereits vor Jahren von Religion entfernt hatte und in meiner akademischen Ausbildung Spiritualität im therapeutischen Prozess nicht vorgekommen war. Eine Klientin, die ich »Joan« nennen werde, kämpfte mit scheinbar hartnäckigen Angstzuständen und Depressionen, bei denen Medikamente oder Psychotherapie nicht angesprochen hatten. Sie hatte auch zutiefst widersprüchliche Gefühle in Bezug auf ihre religiösen Überzeugungen. Ich hatte den Wunsch, die religiösen Probleme besser einzuordnen, mit denen sie und mehrere andere zu tun hatten, mir fehlte aber eine entsprechende Schulung, wie ich das angehen könnte.

Ungefähr zu dieser Zeit fiel mir am Schwarzen Brett in unserem Büro ein Aushang auf, der einen Workshop zum Thema »Spiritualität und Beratung« ankündigte von einem Mann, dessen Namen ich nicht aussprechen konnte: Pir Vilayat Inayat Khan. Er war Sufi-Lehrer in einer universalistischen spirituellen Tradition, auf deren Grundlage er Spiritualität und

Psychologie integrierte. Bei diesem Workshop lernte ich einen spirituellen Weg kennen, der sich »Religion des Herzens« nannte und vermittelte, dass ein solcher Weg in allen spirituellen Traditionen zu finden sei. Innerhalb eines Rahmens, der alle einbezog und sich darauf konzentrierte, die Verbindung zum »Herzen« zu vertiefen, fand ich einen spirituellen Weg, dem ich folgen konnte. Diese Erfahrung gab mir einen Geschmack davon, wie wichtig es sein kann, spirituelle Überzeugungen in die Therapie miteinzubeziehen und welche Wege möglich sind.

Als ich zu meiner klinischen Arbeit mit Joan zurückkehrte, konnte ich ihr helfen, ihr spirituelles Leben zu erforschen. Bald wurde klar, dass ihre religiösen Konflikte drauf zurückzuführen waren, dass sie durch ihren katholischen Priester sexuellen Missbrauch erlitten hatte. Immer noch tiefreligiös, war sie jetzt davon abgeschnitten, aus ihrem Glauben als Heilungsquelle zu schöpfen, weil der Ursprung ihrer Verletzung ein Glaubensvertreter gewesen war. Die folgende Heilungsreise eröffnete eine ungeahnte Möglichkeit psychotherapeutischer Heilung.

Meine erste Aufgabe mit Joan bestand darin, einen Weg zu finden, ihre Beziehung zu ihrem spirituellen Leben wiederaufzubauen. Ich fand bei meiner Recherche eine katholische Heilige, St. Dymphna[3], die dafür bekannt ist, Missbrauchsopfern und auch Menschen mit Symptomen psychischer Krankheit zu helfen. Joan fühlte sich zu ihr hingezogen und begann, zu ihr zu beten. In unseren Therapiesitzungen half ich ihr, Probleme und Fragen zu klären, mit denen sie sich zu Hause in ihren Gebeten an St. Dymphna wenden konnte. Nach einigen Wochen ließ ihre Depression nach und auch die Psoriasis, unter der sie litt, klang ab. Sechs Wochen später war die Psoriasis abgeheilt und ihre Symptome von Angst und Depression hatten sich dramatisch gebessert. Ihr Schlaf begann sich zu normalisieren, die Angststörung, die sie gelähmt hatte, milderte sich, und sie begann, Verantwortung für ihr Leben zu übernehmen und sich vorwärts zu bewegen.

Ich war fassungslos. Seit sechs Jahren praktizierte ich Psychotherapie und hatte nie zuvor erlebt, dass sich chronische und schwerwiegende Symptome einer Klientin so rapide besserten. Ihre Gebete zu St. Dymphna waren eindeutig der Schlüssel, und mir wurde schlagartig bewusst, welche Heilkraft der spirituelle Glaube sein kann. Jahrelang sollte ich auf dieses Ereignis zurückschauen und mich fragen, was das Leben dieser Klientin so stark verändert hatte.

Durch diese Erfahrung machte ich mich auf eine Reise, um das Wesen dieser Art von heilsamer Erfahrung zu verstehen, und zu ergründen, wie wir die Heilkraft spirituellen Lebens als Ressource im therapeutischen Prozess nutzen können. Spiritualität und Psychotherapie hatte ich bisher aus Gründen der »Professionalität« in meiner Praxis sauber getrennt, wie ich es in meiner Ausbildung gelernt hatte. Ich ging davon aus, dass Menschen, die eine psychologische Beratungsstelle aufsuchen, Hilfeleistungen wünschen, die auf einem weltlichen Ansatz aufbauen, sonst hätten sie sich ja für eine Seelsorgeeinrichtung entschieden. Ich konnte aber nicht länger leugnen, dass wir als Therapeuten eine starke Kraft für die Heilung außen vorließen, wenn wir das spirituelle Leben der Klienten nicht einbeziehen. Ich habe viele Modelle erforscht, die Spiritualität und Psychotherapie integrieren, aber erst, als ich begann, mit IFS zu arbeiten, ermöglichte es mir eine natürliche Verbindung von Spiritualität mit dem therapeutischen Prozess. Als Schwartz das Modell vorstellte, war von Spiritualität nicht die Rede, interessanterweise kann es um diese Dimension dennoch ergänzt werden.

Wenn ich nun von therapeutischen Erfahrungen mit dem Modell der Teile-Arbeit in Verbindung mit Spiritualität berichte, wird mir bewusst, wie wichtig es war, viele heilsame Erfahrungen bezeugen zu dürfen, die durch diese Integration entstanden sind. Bevor ich den IFS-Ansatz kennenlernte, war ich immer unzufrieden mit dem, was Therapie bieten konnte. Zwar war ich in einer breiten Palette von therapeutischen Methoden ausgebildet, darunter Kognitive Verhaltenstherapie, Klientenzentrierter Ansatz, Gestalttherapie und Psychodynamische Psychotherapie, aber ich dachte immer, dass es noch mehr geben muss. Dies habe ich in IFS gefunden, besonders im Zusammenspiel mit spirituellen Ressourcen. Es heißt nicht, dass alle meine Klientinnen tiefe Heilungserfahrungen machen, die denen vergleichbar sind, von denen hier die Rede sein wird. Sie geschehen jedoch oft genug, um meinen Wunsch zu befriedigen, eine deutliche Linderung vom Leid vieler Menschen zu bieten.

Abgesehen davon, dass ich einen Therapieansatz gefunden hatte, der wirksamer war als alle anderen mir bekannten, passierte noch etwas anderes. Als ich anfing, vermehrt Teile-Arbeit anzubieten, wurde der Weg der Integration von Spiritualität und Psychotherapie sehr deutlich. Im folgenden Kapitel erzähle ich, wie die innere Arbeit mit meinen Klientinnen offenbarte, wie diese Integration auf natürliche und zutiefst heilsame Weise stattfinden und Menschen einen wichtigen Schritt auf ihrer Lebensreise bieten kann.

2

Ein Modell zur Integration von Teile-Arbeit und Spiritualität

Als ich eine Kollegin in der IFS-Methode ausbildete, die als meine Co-Therapeutin arbeitete, wurde mir bewusst, wie wichtig Spiritualität bei der Teile-Arbeit sein kann. Hier füge ich dem, was ich in meinem letzten Buch von dieser ausschlaggebenden Sitzung berichtet habe, eine Analyse hinzu, um modellhaft zu verdeutlichen, wie wir spirituelle Ressourcen in die Teile-Arbeit einbeziehen können.

Meine Co-Therapeutin Nancy und ich arbeiteten über mehrere Sitzungen mit einer Klientin, die ich hier Martha nenne, und die seit fast einem Jahr bei Nancy war. Schwerpunkt unser Teile-Arbeit waren Dynamiken in Verbindung mit Trauma, das Martha als Kind erlitten hatte. Wir konnten mit IFS erhebliche Fortschritte erzielen und das Vertrauen ihrer Beschützerteile gewinnen, was Harmonie in ihrem inneren System förderte.

Nach einigen Sitzungen gewährten die Beschützerteile uns Zugang zu einem »verbannten« Teil. Martha berichtete, dass ihr System diesen sehr jungen Teil tief im Inneren in einer Lichtkugel eingeschlossen hatte, um ihn zu schützen. Aufgrund unserer früheren Arbeit konnten wir nun diesem

Teil helfen, seinen Platz in ihrem System wieder zu finden. Als sie sich diesem Teil aus dem Selbst näherte, kam ein kindlicher Teil aus dem Licht hervor und auf sie zu. Er war sehr verletzlich, aber frisch und unschuldig. Ich fand erstaunlich zu sehen, wie Marthas inneres System diesen wehrlosen Teil in seiner Ganzheit und Reinheit in diesem Licht erhalten und geschützt hatte. Er wurde von den anderen Teilen freudig willkommen geheißen. Martha, Nancy und ich spürten den Glanz, der oft bei dieser Art von Integrationserlebnis in einer Teilearbeitssitzung aufkommt.

Ich bat Martha, die nun diesen Teil wieder ins System integriert hatte, zu überprüfen, ob es zum Ende der Sitzung noch etwas brauchte. Daraufhin geschah etwas Unerwartetes. Martha nahm ein durchscheinendes Gebilde wahr, das sich über ihrem Brustkorb auf- und ab bewegte. Sie sagte, es sei dasselbe Licht gewesen, aus dem das Kind aufgetaucht war. Nancy fragte, ob dieser Teil einen Namen habe. Daraufhin ereignete sich das Folgende:

Martha: *Ja … Fenster … Fenster zu deiner Seele … Ich sehe nur dieses Licht.*

Nancy: *Hat das Licht eine Stimme?*

Martha: *Ja, sie sagt: »Es ist Zeit, dass du fragst.«*

Martha fragt innerlich die Stimme, ob sie noch irgendetwas für das traumatisierte Kind tun musste. Sie berichtete dann:

Die Auskunft, die sie mir gegeben hat, ist, dass wir es angeschaut und das Wichtigste gesehen haben, aber nicht darin verwickelt werden sollen (in die Einzelheiten des traumatischen Vorfalls) … Der Satz: »Vertraue dir selbst … es ist Zeit, weiterzugehen.«

Dann sagte sie: *»Du selbst bist eine Macht … kein Grund, Angst zu haben.«*

(Langes Schweigen … bewegte Stimme)

Es ist ein … Es ist fast, als ob ich aufschaue und Gott sehe … Es durchflutet mich einfach. Wie durch einen Kanal, oder direkt in mich hinein.

Nancy: *Wie fühlt sich das an?*

Martha: *Sehr bewegend. Ich kann kaum glauben, dass es passiert … Es berührt mich … Ist das Gott in uns?*

(Langes Schweigen)

Ich spüre viel Liebe und Frieden … Und die Stimme sagt wieder und wieder … »Es ist in Ordnung. Bleib bei deinem Gefühl« … Ich bin jetzt einfach ein bisschen überwältigt … Das Wort Vertrauen taucht immer wieder auf … und das Lieben … Es ist nur … »Bleib in der Liebe … im Lieben. Spüre es und lebe dein Leben von da aus.« Das ist alles, was ich verstanden habe … Das ist die Antwort und der Schlüssel für alles.

Eine große Kraft erfüllte den Raum, und Nancy und ich waren von dieser Erfahrung bewegt und sehr berührt. Als Psychotherapeut war ich äußerst erstaunt, dass solch eine spirituelle Erfahrung in unserer inneren Arbeit geschah und tiefe Weisheit aufkam.

Als ich anfing, die Bedeutung dessen zu erfassen, was geschehen war, wurde mir klar, dass Teile-Arbeit über Psychotherapie hinausreichen kann – als ein Weg, der das Herz erwecken konnte und es ermöglichte, Quellen der Weisheit und liebevoller Führung direkt zu begegnen. Dreißig Jahre später erforsche ich immer noch diese Dimension der Teile-Arbeit als ein Weg der Herzöffnung.

Während Marthas Erfahrung unerwartet und besonders intensiv war, sind Begegnungen mit dieser Art von »Teil« nicht selten und machen für mich einen wesentlichen Teil der inneren Arbeit aus. Therapeutinnen wurde bei der Begegnung mit diesen besonderen Arten von »Teilen« schon früh klar, dass diese sich von normalen Persönlichkeitsanteilen unterscheiden. Es schien sich vielmehr um Quellen innerer Führung zu handeln, die Weisheit und Heilung vermitteln konnten und daher »Führung« genannt werden, was die Klarstellung etwas umgeht, ob es sich um eigene psychische Konstrukte oder geistige Wesenheiten handelt, die außerhalb von uns existieren. Sehr viele Menschen erleben sie als spirituelle Wesenheiten oder spirituelle Energie jenseits von ihnen selbst. Wie bei jeder inneren Arbeit überlasse ich es den Klientinnen, die eigene Erfahrung selbst so zu deuten, wie es für sie sinnvoll ist. Mittlerweile gibt es einen größeren Erfahrungsschatz über das Wesen dieser Führung und darüber, wie wir sie in den Heilungsprozess einladen können. Ich gebe mein Verständnis in diesem Kapitel weiter und führe später klinische Beispiele für die Wirksamkeit von Spiritualität im therapeutischen Heilungsprozess an, wobei auch innere Führung beteiligt sein kann.

Innere Führung wird meist als vielfältig und lebendig erlebt und kann in Gestalt einer unspezifischen, abstrakten Präsenz, als Licht, oder spezifischer als ein(e) Weise(r), oder als religiöse Charaktere wie Jesus oder Sophia auftauchen, stets mit weisem und liebevollem Wesen. Interessanterweise wartet sie meist, bis sie in die Arbeit eingeladen wird, obwohl sie oft im Hintergrund verfügbar ist.

Auch ohne spirituelle Führung ist das IFS-Modell ein sehr fruchtbares Heilwerkzeug zur Behandlung von seelischer Belastung und Trauma. Für meine Arbeitsweise wurden allerdings schon früh Spiritualität und die Heilkraft innerer Führung zentral, sie sind es vor allem, worin sich meine Arbeit und mein Unterricht von dem unterscheidet, wie IFS-Therapie sonst während der Ausbildung vermittelt wird. In meinen Ausbildungsgruppen weise ich sehr früh auf innere Führung hin und integriere Übungen, die unterstützend dabei sind, die eigenen inneren Quellen von Führung und Heilung zu finden.

Das Wesen innerer Führung

Die sorgfältige Betrachtung von Marthas Erfahrung kann das Wesen innerer Führung veranschaulichen, da es sich um einen prototypischen Ablauf handelt, der sich ohne jegliche Vorstellung davon ergab, dass etwas Spirituelles während der Sitzung auftauchen könnte. Zum damaligen Zeitpunkt meiner Anfangsjahre mit dem IFS-Modell war mir der spirituelle Aspekt der Arbeit noch nicht geläufig.

Bei Martha konnte man anfangs eher rational betrachten, wie das innere System diesen schützenden Lichtraum um den wehrlosen Teil gebildet hatte, um ihn darin in seiner Ganzheit zu bewahren. Mein »wissenschaftlicher« Teil staunte darüber, wie klug das Gehirn doch war, als die Sitzung diese unerwartete Wendung nahm, die auch dadurch geschah, dass ich die übliche Frage zum Abschluss stellte, ob noch etwas benötigt wird. Da bereits einige Zeit damit vergangen war, den wiedergefundenen Kleinkind-Teil wieder ins System zurückzuführen, hatte ich nichts Besonderes erwartet. Diese Frage gab Martha jedoch Gelegenheit, das durchscheinende Gebilde wahrzunehmen, das sich oberhalb ihres Brustkorbs hin und her bewegte. Sie sagte, es sei dasselbe Licht, aus dem das kleine Kind aufgetaucht war. Auf Nancys Frage nach dem Namen kam der Prozess in Gang.

Es ist also wichtig, an so einer Stelle in einer Sitzung der Klientin Raum zu geben, nach innen zu schauen, um alle offenen Enden zu erkennen. Ich stelle generell eher offene Fragen, wie z. B. eine Einladung, den Teil zu fragen, was er mitzuteilen hat. In diesem Fall hatte Nancys direkte Frage eine gute Auswirkung. Martha antwortete: Ja … Fenster … Fenster zu deiner Seele … Ich sehe nur das Licht.

Spirituelle Führung erscheint wie hier oft als Licht, kann aber auch in sehr spezifischer Form auftreten, als weise Frau, als eine religiöse Gestalt, als Krafttier oder in anderer Form. Etwas, das ich bei innerer Führung regelmäßig beobachte, ist deren unaufdringliche Art. Diese Führung griff nicht in Marthas Erfahrung ein, sie gab ihr ein Bild, das sie nehmen konnte oder nicht, und das der Erforschung bedurfte, um sein Wesen zu zeigen. Später wurde mir klar, dass die Führung seit dem Zeitpunkt des Traumas als Beschützerin des verletzlichen Anteils gewirkt hatte, aber so lange wartete, bis sie in ihr Bewusstsein gebeten wurde. Ich bin mir nicht sicher, warum Führung oft wartet, bis sie eingeladen wird, aber ich habe ähnliche Beschreibungen des Wesens spiritueller Führung in vielen spirituellen Traditionen gefunden.

Was kann den Austausch mit Führung begünstigen?

Nancys Frage, ob das Licht eine Stimme habe, war hilfreich bei der Erforschung der inneren Führung, die manchmal mit einer Stimme zu uns spricht. Ein andermal geht Verständigung über eine gefühlte Ahnung *(felt sense)* oder ein Bild, das aufsteigt. Nancys Einladung war hilfreich, da sie einen Austausch eröffnete und Martha unterstützte, zu erforschen, was passierte. Die Antwort von Marthas innerer Führung, »Es ist Zeit, dass du fragst«, ist ein gutes Beispiel für die kryptische oder rätselhafte Anleitung, die Führung manchmal gibt. In diesem Fall scheint es eine sanfte Ermahnung zu sein und ein Hinweis, dass sie nur darauf gewartet hat, gesehen und einbezogen zu werden. Hier noch mal das, was Martha berichtete, als sie weiterfragte, ob es noch etwas gebe, was sie für ihren traumatisierten kindlichen Teil tun müsste:

> *»Die Auskunft, die sie mir gegeben hat, ist, dass wir es angeschaut und das Wichtigste gesehen haben, aber nicht darin verwickelt werden sollen (in die Einzelheiten des traumatischen Vorfalls) … Der Satz: ›Vertraue dir selbst … es ist Zeit, weiterzugehen‹. Dann sagte sie: ›Du selbst bist eine Macht … kein Grund, Angst zu haben.‹«*

Führung in Bezug auf den Heilungsprozess

Innere Führung ist eine wunderbare Kraftquelle für die Leitung innerer Arbeit. Martha erkundigte sich, ob es in Bezug auf den traumatischen Vorfall noch etwas zu tun gebe, um sicherzugehen, dass sie nichts aus dem Weg ginge. Es gibt diese Ansicht unter Therapeut*innen, dass jemand, um geheilt zu werden, ein Trauma erneut durchleben oder alle Details noch mal aufrollen muss. Meiner Erfahrung nach ist dies nicht der Fall. Wichtig ist, das Bewusstsein auf den verbannten Teil zu richten, der Schmerz trägt und ihn einzuladen, sein Anliegen mitzuteilen. Dazu kann gehören, etwas von dem Schmerz zu teilen, aber das Ereignis muss nicht erneut durchlebt werden. Vielmehr ist das Zusammensein mit dem verbannten Teil eine große Heilungsquelle, wenn die Klientin im Selbst ruht. In diesem Fallbeispiel gab ihre innere Führung klare Anweisung und wies Martha direkt auf ihre Stärken hin. Wenn diese Art liebevoller, offener und gleichzeitig direkter Führung auftaucht, können wir vertrauen.

Nicht-wertende, bedingungslose Liebe

Ein weiteres Merkmal dieser inneren spirituellen Führung ist, dass sie von einem Ort des Nicht-Wertens und der bedingungslosen Liebe kommt. Sie bietet eine klare Richtung an, aber die Entscheidung, ob man ihren Rat annehmen möchte oder nicht, bleibt immer einem selbst überlassen. Die Führung scheint auch Trost und Unterstützung zu bieten, damit Selbstvertrauen wachsen kann.

Was dann passierte, geschieht regelmäßig in der Arbeit, die ich leite, wenn auch nicht immer in diesem Grad der Intensität. (Langes Schweigen … bewegte Stimme) »Es ist ein … Es ist fast, als ob ich aufschaue und Gott sehe … Es durchflutet mich einfach. Wie durch einen Kanal, oder direkt in mich hinein.«

Die Gegenwart innerer Führung wird oft als das Herabfließen von Licht oder eine gespürte Ahnung *(felt sense)* liebevollen, heilsamen Lichts beschrieben. Besteht Verbindung zu dieser Art von Führung, kann sie in den therapeutischen Prozess eingeladen werden, wann immer sie gebraucht wird, in meiner Praxis oft bei der Arbeit mit verletzlichen oder traumatisierten Teilen. Diese Ressource als Rückhalt kann die Heilung des Traumas begünstigen, wie auch die folgenden Kapitel veranschaulichen. Aber zurück zu Marthas Erfahrung:

Nancy: *Wie fühlt sich das an?*

Martha: *Sehr bewegend. Ich kann kaum glauben, dass es passiert … Es berührt mich … Ist das Gott in uns?*

(Langes Schweigen)

Dieser besondere Moment verdeutlicht, wie tief bewegt und berührt sich ein Mensch fühlen kann, wenn er sich mit diesen spirituellen Kraftquellen verbindet. Oft wirkt diese Verbindung weit über das Ende der Sitzung hinaus als heilsame Ressource in der Erinnerung.

Weisheit

Spirituelle Führung zeichnet sich auch durch tiefe Weisheit aus, die oft bei der inneren Arbeit vermittelt wird, wie bei Martha. Ihre Antwort wirft die existenzielle Frage nach dem Wesen spiritueller Führung oder göttlicher Energie auf, die sich viele Menschen oft stellen. Martha erlebt ihre Führung als »Gott in uns«. Nach meiner therapeutischen Ausrichtung liegt es an der Klientin, das Wesen ihrer Führung zu bestimmen und ihre inneren Erfahrungen zu würdigen, insbesondere, da sie eine so wertvolle Ressource für die Heilung ist. Würde innere Führung etwas vorschlagen, das als zerstörerisch oder gefährlich einzustufen ist, würde ich Wege finden, es zu klären. Das ist bei mir bisher nie passiert, aber wenn so etwas vorkommen würde, würde ich annehmen, dass es wahrscheinlich ein Teil wäre, der sich als Führung tarnt, was vorkommt. Ich wollte, dass Martha ihre Verbindung mit dieser liebevollen Präsenz, die sie als »Gott in uns« erlebt, mit ihren Teilen teilt.

Meiner Erfahrung nach ist es hilfreich, die Klientin zu unterstützen, ihre Teile an besonderen Geisteszuständen teilhaben zu lassen, um diese Qualitäten in ihr Alltagsleben mitzunehmen. Darauf zielt meine folgende Frage ab: »Kannst du die anderen Teile besuchen … von dem Ort mit diesen Gefühlen aus?« Ihre anderen Teile warteten in einem »Wartezimmer«, das wir zu Beginn der Arbeit eingerichtet hatten.

> ***Martha antwortete:*** *»Als ich den Fokus wieder auf meine Teile richtete … sprachen alle leise. Als ich ins Zimmer kam, verstummten sie wie in Ehrfurcht. Mir kommt das Wort ›Macht‹ in den Sinn. Sie hatten aber keine Angst. Eine Stimme sagte: ›Sie kennt die Wahrheit.‹«*
>
> (Martha weint)
>
> *»Eine Stimme von irgendwoher … Es muss die Stimme Gottes sein? Sie sagt … ›Alle Antworten sind in mir … und ich bin wahrhaft ein großartiges Geschöpf!‹«*
>
> (Pause, Berührung ist spürbar)

Dieser Abschnitt veranschaulicht noch ein weiteres Merkmal führender Präsenz, und zwar tiefe Bestätigung für das eigene Sein, sich in der Essenz gesehen zu fühlen.

> *»Ich spüre viel Liebe und Frieden … Und die Stimme sagt wieder und wieder … ›Es ist in Ordnung. Bleib bei deinem Gefühl‹ … Ich bin jetzt einfach ein bisschen überwältigt … Das Wort Vertrauen taucht immer wieder auf … und das Lieben … Es ist nur … ›Bleib in der Liebe …*

im Lieben. Spüre es und lebe dein Leben von da aus.‹ Das ist alles, was ich verstanden habe … Das ist die Antwort und der Schlüssel für alles.«

Hier sehen wir ein weiteres Beispiel für die Art von Weisheit, die diese führende Präsenz anbietet. »Bleib in der Liebe … dem Lieben … spüre es und leb dein Leben von da aus. Das ist die Antwort und der Schlüssel zu allem.« Die tiefe Weisheit von Marthas Führung ist ein weiterer Grund, weshalb ich dieser Sitzung so viel Zeit widme. Es kommt nicht oft vor, dass spirituelle Unterweisung mit solcher Klarheit durchkommt. Ich habe bei vielen spirituellen Lehrern gelernt und Weisheitslehren vieler Weltreligionen studiert, aber bin selten tieferer Weisheit begegnet als dem, was durch diese innere Führung von Martha kam. Woran sie teilhaben ließ, scheint die christliche Agape zu sein, »wahre Liebe« der Buddhisten und das »erwachte Herz« der Sufis.

Die Verbindung von Arbeit mit dem Inneren System und Spiritualität

Wenn diese führende Präsenz in den therapeutischen Prozess einfließt, entsteht eine Brücke zwischen Spiritualität und innerer systemischer Arbeit, die nicht mit den üblichen analytischen Werkzeugen unseres Verstandes betreten werden kann. Sie ist eine reine Öffnung der Erfahrung, die geschehen kann, wenn Teile miteinander in Einklang gebracht werden. Diesen Moment in Marthas Erfahrung mitzuerleben, eröffnete mir die Möglichkeiten einer Integration von Spiritualität und Psychotherapie.

Seit dieser Sitzung vor dreißig Jahren habe ich ähnliche Erfahrungen mit vielen Klientinnen auf der ganzen Welt gemacht. Bevor ich das Beispiel einer Sitzung erzähle, in der ich absichtlich eine Verbindung zur Heilungsführung einlade, möchte ich einige weitere Gedanken darüber teilen, was diese innere Kraftquelle oder innere Führung ist. Seit diese Phänomene zu den Erfahrungen meiner Klientinnen gehören, habe ich versucht, zu vermeiden, das zu analysieren, was man das »kosmische« Wesen dieser Führungsinstanzen nennen könnte. Dennoch stellt sich die Frage, ob es im Universum tatsächlich Kräfte gibt, die Menschen zu Hilfe kommen; Wesenheiten wie Jesus, Sophia oder andere spirituelle Wesen oder Energie.

Erfahrungen, die jemand im therapeutischen Prozess macht, sind sehr reale und mächtige Quellen der Heilung. Möglicherweise sind es psychologische Konstrukte im Geist, oder man kann sich tatsächlich auf eine Art Präsenz einstimmen, die außerhalb des Systems existiert. Ich halte beides für möglich und habe vermieden, viel Zeit dafür aufzuwenden, ihr genaues Wesen abzuklären. Meist werden sie so erlebt, als würden sie von außerhalb kommen oder aus einer Art der Einstimmung, die Inneres und Äußeres nicht klar voneinander abgrenzt. Soweit ich beobachtet habe, ist das Wichtigste, dass diese Führungsinstanzen die gleichen Qualitäten der Liebe, des Nicht-Urteilens, des Mitgefühls und friedvoller Energie haben, die wir dem Selbst zuschreiben. Ich bin zufrieden mit dem Verständnis, dass sie Formen verdichteter, friedlicher, mitfühlender Liebe sind, alles Selbst/Herzensqualitäten. Wenn ich spüre, dass das Selbst Unterstützung braucht, lade ich meine Klientin oft ein, sich mit einer Quelle spiritueller Führung zu verbinden, zu der sie eine Beziehung hat, besonders, wenn ein tiefes Trauma vorliegt, oder, wenn es im System sehr stark polarisierte Energiemuster gibt, durch die jemand tendenziell aus dem Selbst geworfen wird.

Verbindet sich eine traumatisierte Person mit dieser Art verdichteter Selbstenergie, Führung oder Führungsquelle, kann Trauma oft viel wirkungsvoller behandelt werden. Jedoch ist jede Erfahrung einzigartig, weswegen es wichtig ist, keine Erwartungen an innere Führung zu haben.

Hier ist ein Beispiel dafür, wie sich dieser Prozess in einem meiner Workshops entwickelt hat: Am ersten Abend einer meiner *Healing the Healer*-Wochenenden leite ich eine geführte Imaginationsübung an, bei der die Teilnehmenden sich eine innere Reise an einen friedlichen Ort vorstellen, an dem sie sich mit einer Quelle der Heilung und Führung verbinden können. Nach der geführten Fantasiereise malen sie Bilder des heilsamen Orts oder der Führungsquelle, um innere Bilder Gestalt annehmen und konkret werden zu lassen, was zur Vernetzung der Erfahrung aus der Fantasiereise mit dem Alltagsbewusstsein beiträgt.

Die Führungsquelle kann viele verschiedene Formen annehmen: die Gestalt einer weisen Frau oder eines weisen Mannes, einer spirituellen Persönlichkeit, eines Krafttiers oder Lichtes oder aber als die gefühlte Ahnung *(felt sense)* einer weisen und liebevollen Präsenz auftauchen. Die Bilder aus der geführten Fantasiereise des ersten Abends werden am Folgetag zu einer Ressource. Wir arbeiten dann mit Teilen, die mit einem Thema zu tun haben, dem die Teilnehmenden sich widmen möchten.

Das folgende Fallbeispiel veranschaulicht die Art der inneren Arbeit, die geschehen kann, wenn jemand zuerst eine innere Führungsquelle ausgemacht hat. Wenn ich in meinem Workshop mit der konkreten Teile-Arbeit beginne, lade ich Menschen ein, sich einer schwierigen Situation aus ihrem Leben gewahr zu werden. Eine Klientin des Workshops, die ich Carla nenne, machte eine schwierige Zeit durch und stieß Freunde unbewusst weg, obwohl sie sich Unterstützung wünschte. Sie erzählte, dass sie dann mit Worten richtig »stachelig« werde und dadurch selbst enge Freunde fernhalte.

Bei einer inneren Übung in der Gruppe klären Teilnehmende reaktive Teile aus der Situation, die sie besser verstehen wollen, ab. In diesem Fall identifizierte Carla ihren stacheligen Teil. Dann bringen die Leute ein Bild der Teile, die sie entdeckt haben, auf Papier, wobei Carla das Bild unten gemalt hat. Der stachelige Teil sah wie ein Kaktus aus und beschützte ein einsames kleines Mädchen. Das Licht aus der Übung am Vorabend ist das fließende Grau in dem Bild.

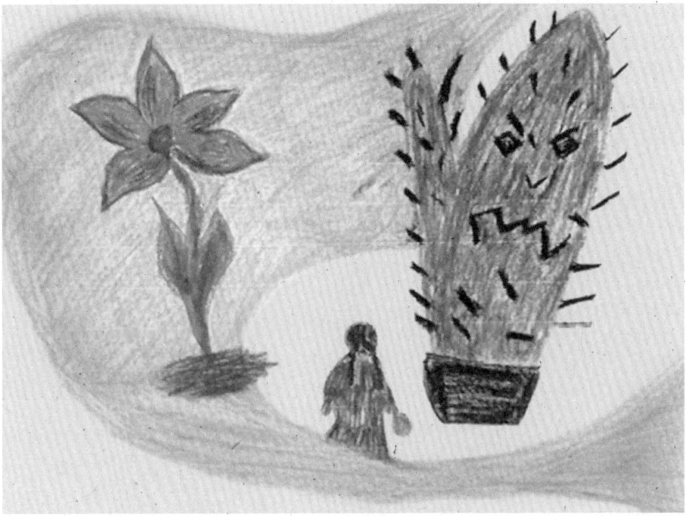

Die äußere Darstellung der inneren Arbeit trägt dazu bei, dass sie im Alltagsbewusstsein Gestalt annimmt und erleichtert die Erinnerung daran. Hier ist interessant, dass Carla von selbst die Lichtressource vom Vorabend in ihre innere Erkundung der Teile einbezogen hatte.

Im nächsten Schritt wurde mit Beschützerteilen oder anderen reaktiven Teilen verhandelt, damit sie gestatten, den jeweiligen Teil zu treffen, den sie besser kennenlernen wollten. Carla musste vom Beschützerkaktus die Erlaubnis für ein Treffen mit dem einsamen kleinen Mädchen einholen.

Da ich die gesamte Gruppe begleite und nicht jede Person einzeln anleiten kann, habe ich Wege entwickelt, die innere Arbeit insgesamt zu unterstützen. Nach den Verhandlungen mit Beschützern um eine Erlaubnis für ein Treffen mit dem gewünschten Teil lade ich zur Verbindung mit einer inneren Führungsquelle ein, bevor es in den Dialog mit dem Teil geht. Dies macht wahrscheinlicher, dass die Teilnehmenden im Selbst bleiben können und über genügend Ressourcen für die innere Heilung verfügen.

An einem heilsamen Ort geht es darum, den Teil zu treffen und mit ihm auf die Weise da zu sein, die »dieser Teil jetzt braucht«. Carla traf ihr einsames kleines Mädchen an einem Ort heilsamen Lichts. Am Ende dieses geführten inneren Prozesses bitte ich die Teilnehmenden, herauszufinden, wo der Teil nun sein möchte und sich abschließend bei Beschützern rückzuversichern, ob diese noch etwas benötigen. Ist der geführte Prozess beendet, verdeutlichen sie ihre Arbeit in Bildern, wie diesem hier von Carla:

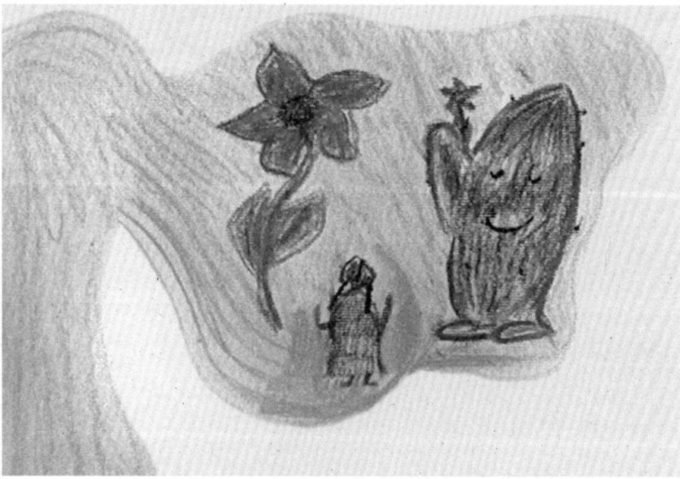

Carla berichtete, dass sie in der Fantasiereise am Vorabend einen friedlichen Ort voller heilsamen Lichtes gefunden hatte, an dem sie ihr einsames kleines Mädchen traf. Dort konnte es mitteilen, was es von Wunden der Vergangenheit mitteilen musste, und Carla empfand tiefe Heilung und Verbindung mit dem Licht. Der stachelige Beschützer schien derweil die Heilung beobachtet und sein Aussehen verändert zu haben. Er war immer noch ein Beschützer, aber hatte einige seiner spitzen Stacheln aufgegeben. Die Blume ist ein Symbol für die Schönheit dieses heilsamen Lichts und der Beschützer trägt jetzt auch eine Blume. Das Licht, das ihre beiden Teile umgibt – auf dem Bild grau– könnte als Darstellung der Selbst/ Herzensenergie gesehen werden. Diese Bilder geben ein deutliches Bild der heilsamen Kraft dieses Prozesses und zeigen, wie wichtig die Verbindung zu einer spirituellen Ressource vor der inneren Arbeit ist, die selbst in Situationen mit geführter Gruppenarbeit zu tiefen Heilungserfahrungen Einzelner führen kann.

Verbindung zu spiritueller Führung einladen

Ich finde wichtig, nach dem religiösen und spirituellen Leben einer Person zu fragen, um sie kennenzulernen. Wir können uns erkundigen, was Spiritualität für sie bedeutet, ob sie eine eigene Ressource ist und auch, welche Schwierigkeiten sie vielleicht damit erlebt hat. Dieser letzte Aspekt ist wichtig, da viele Menschen von traumatischen Erfahrungen in Zusammenhang mit frühen religiösen Erfahrungen berichten wie Missbrauch, beschämenden Erlebnissen, Enttäuschung oder Vertrauensverlust durch Schlimmes, das ihnen oder geliebten Menschen widerfahren ist. Ob sie Spiritualität in die Arbeit mit hineinnehmen oder nicht, sind das wichtige Auskünfte. Das spirituelle Leben kann auf offene und undogmatische Art in die Arbeit einbezogen werden, wenn gewünscht. Es ist wichtig, es nicht aufzuzwingen. Gleichzeitig betonen wir so eine kostbare Ressource, die vielleicht schon da ist. Oft aktivieren diese Fragen viele Teile, sowohl positiv als auch negativ reagierende, was eine willkommene Gelegenheit ist, diese Teile zu erkunden, um den Weg für einen tieferen und einfacheren Zugang zu spirituellen Ressourcen zu bahnen.

Berichtet eine Klientin von irgendeiner Form spiritueller Ressource, aus der sie schöpfen könnte, erkundige ich mich, ob sie diese in unsere gemeinsame Arbeit einbeziehen möchte. Ich frage auch, ob es einen gangbaren Weg gibt, diese Ressource zu erreichen. Manchmal möchten sich

Klientinnen gleich zu Beginn der Arbeit verbinden, ich neige dazu, das in einem Moment zu tun, in dem ich das Gefühl habe, es würde dem Selbst helfen, oft nach der Arbeit mit Beschützern oder ängstlichen Teilen, die auf einen verletzten oder traumatisierten Teil reagieren könnten. Wenn diese Teile zurücktreten können und uns gestatten, dem zu begegnen, was IFS einen »verbannten« Teil nennt, frage ich nach der Verbindung zur inneren Ressource, bevor es zur nächsten Stufe kommt. Es kann ein Wunsch sein, oder auch nicht. Sich vom Selbst aus mit einem verbannten Teil zu verbinden, reicht oft aus; ein andermal fühlt es sich richtig an, sich mit einer Quelle zu verbinden, die das Selbst/Herz unterstützt. Es könnte auch sein, dass die Ressource zu einem späteren Zeitpunkt der Entlastung oder Heilung des Anteils eingeladen wird. Das passiert oft von selbst und ohne meine Anleitung. Bei traumatisierten Klientinnen können solche Ressourcen eine Tiefe der inneren Arbeit ermöglichen, die wirksamer ist als jeder andere therapeutische Ansatz, den ich in meiner über vierzigjährigen Praxis als Psychotherapeut gesehen habe.

Diese Art der Ressource ist also ein wichtiger Aspekt des therapeutischen Weges des Herzens. Führung scheint auch mit dem vergleichbar zu sein, was die Psychosynthese ein Höheres Selbst nennt, ein überpersönliches Zentrum. Innere Führung wird oft als eine Quelle des Mitgefühls und des Friedens erlebt, aus der die Klientin schöpfen kann und von der sie sich gehalten und getröstet fühlt. Eine andere Idee, die ich betonen möchte, ist mein Verständnis vom Wesen der inneren Führung als verdichtete reine Selbst/Herzensenergie. Diese Energie nimmt auf individuelle Weise Gestalt an, wie Teile bei jedem unterschiedliche Formen annehmen, aber dennoch archetypische Eigenschaften haben können.

Führungsquellen entstehen in der inneren Arbeit oft von selbst, aber man kann sich auch mit äußeren Bildern verbinden, wie wir sie in sakraler Kunst oder Kunst allgemein finden, in der archetypische Bilder von Selbstqualitäten dargestellt werden.

Ich habe vier Statuen gefunden, die die Qualitäten des Herzens im *brahma vihāra* darstellen: Liebende Güte, Mitgefühl, Freude und Gleichmut. Sie stehen in meiner Praxis, um mir zu helfen, mich an diese Eigenschaften zu erinnern.

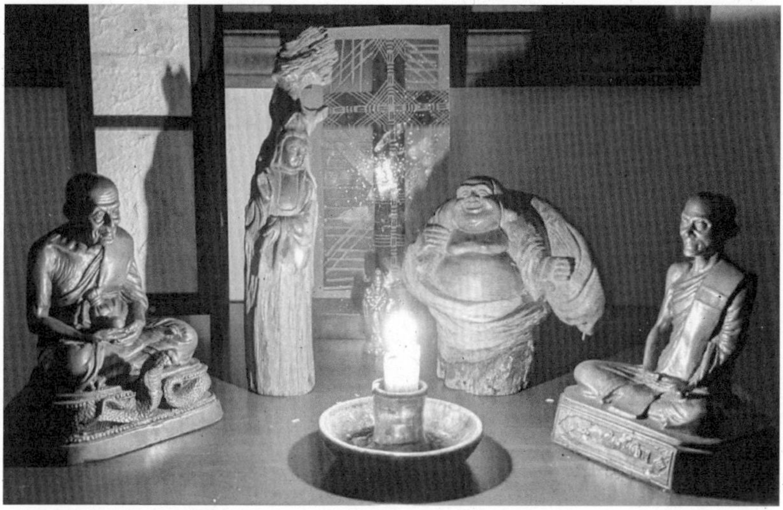

Am Schluss dieses Kapitels biete ich eine Übung mit Therapiekarten oder anderen Bildern an, die dazu dient, mit spirituellen Qualitäten in Kontakt zu kommen, die einen ansprechen.

Die folgenden Kapitel geben Einblick in Heilungssitzungen, in denen innere Führung maßgeblich wirkt. Ich habe Klienten aus Einzelarbeit und Workshopteilnehmer gefragt, ob sie ihre Geschichten einer breiteren Öffentlichkeit zur Verfügung stellen würden. Da die meisten von ihnen selbst Therapeut*innen sind oder in anderen helfenden Berufen arbeiten, bat ich sie auch, im Nachhinein über ihre innere Arbeit zu berichten, um eine Innenansicht zu ergänzen. Einige Sitzungen habe ich ausgewählt, weil sie eine in sich geschlossene Einheit eines Prozesses veranschaulichen, der in einer einzigen Sitzung stattfand, was natürlich nicht immer so ist.

Das Wesen von innerer Führung in der Teile-Arbeit

- Innere Führung ist eine Präsenz, die in innerer Arbeit erscheint, aber nicht dasselbe ist wie Persönlichkeitsanteile, da sie kein Aspekt der Persönlichkeit ist.
- Sie ist nicht-wertend und vereint in sich Qualitäten des Selbst. Sie wird normalerweise als eine weise und liebevolle Gegenwart erlebt.
- Sie kann viele Formen annehmen, traditionelle religiöse oder spirituelle Formen, oder andere, wie ein Tier oder Licht. Sie kann sich auch formlos ausdrücken – als gefühlte Ahnung *(felt sense).*
- Innere Führung kann manchmal rätselhaft sein, gleichzeitig mitfühlend und spielerisch oder Weisungen geben, bei denen es einige Zeit braucht, bis sie verstanden werden.
- Wenn Führung anwesend ist, fällt der Zugang zum Selbst leichter.

Übung für die Verbindung mit spirituellen Ressourcen

In dieser Übung beginne ich mit Bildern, die spirituelle Qualitäten oder Selbst/Herzensqualitäten darstellen und lenke dann die Aufmerksamkeit auf das Körpergefühl und sprachliche Dimensionen, um die Erfahrung zu verankern und zu vertiefen. Diese Übung entstand in Zusammenarbeit mit Ann-Katrin Bockmann, die mich bei vielen Ausbildungsprogrammen in Deutschland unterstützt hat. Auf meiner Website (www.wingedheart.com) habe ich ein Video zur Verfügung gestellt, das Sie aufrufen können, mit dem ich Sie bei dieser Erfahrung anleite, ansonsten ist hier der Ablauf.

Zu den Bildern: In Sharon Sargent Ecksteins Karten gibt es viele Bilder von Führungs- und Kraftquellen. Folgende Karten werden oft für diese Übung ausgewählt:

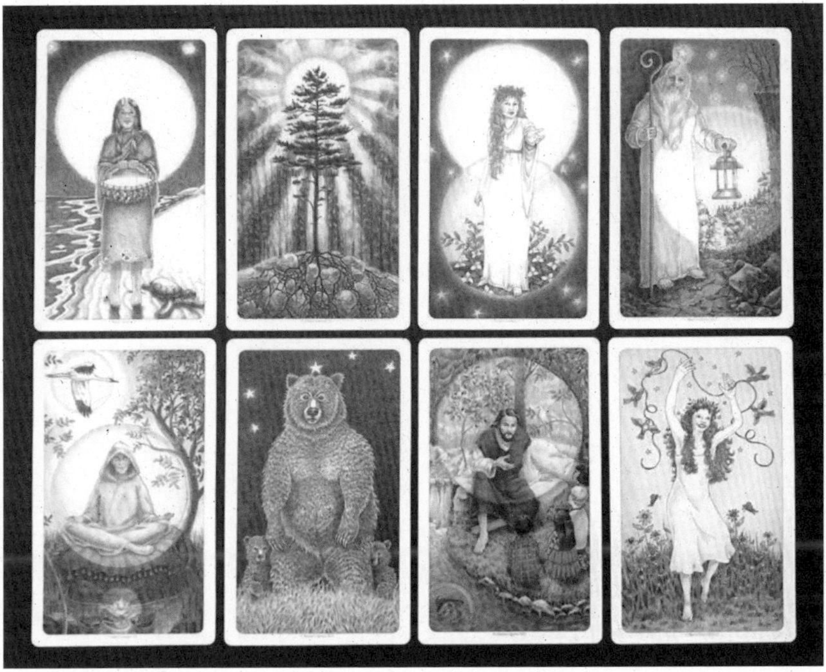

Wenn die Karten nicht verfügbar sind, nehmen Sie Bilder aus Zeitschriften oder dem Internet oder selbst gestaltete Bilder, die spirituelle Qualitäten darstellen, wie friedvolle Naturbilder oder Heiligenbilder. Wählen Sie davon eines, das für Sie Selbst/Herzensqualitäten darstellt.

- Stellen Sie sich nun vor, wie es sich anfühlen würde, wenn Sie die Qualitäten verkörpern würden, die auf dem Bild, das Sie gewählt haben, dargestellt sind. Wenn Sie möchten, schließen Sie die Augen.
  - Nehmen Sie wahr, wie es sich in Ihrem Körper anfühlt, in diesem Zustand zu sein.

- Welche Empfindungen nehmen Sie wahr?
- Wo in Ihrem Körper spüren Sie diese?
- Stellen Sie sich vor, diese Qualität ein- und auszuatmen und erlauben Sie der Empfindung, sich in Ihrem Körper auszubreiten.

✧ Werden Sie sich gewahr, welche Qualitäten da sind, wenn Sie mit dieser Qualität verschmolzen sind.

✧ Welche Gefühle sind da, wenn Sie mit diesem Geisteszustand verschmolzen sind?

✧ Wenn Sie aus diesem Geisteszustand heraus etwas sagen würden, was würden Sie sagen? Das könnten Sie laut aussprechen.

✧ Lenken Sie nun Ihre Aufmerksamkeit auf alle Ebenen, die mit dieser Qualität verschmolzen sind: auf Ihren Körper, Gefühle, Worte, die passen könnten, das Bild, das in der Vorstellung aufsteigt.

✧ Bleiben Sie einfach eine Weile in diesem Zustand. Atmen Sie ihn ein und aus und spüren Sie ihn durch Ihren gesamten Körper. Genießen Sie einfach diesen Geisteszustand.

✧ Sie können sich selbst vornehmen, sich wieder damit zu verbinden, indem Sie sich an diesen Zustand erinnern und zwei oder drei bewusste Atemzüge nehmen.

✧ Nehmen Sie sich einen Augenblick Zeit, Ihre Aufmerksamkeit langsam wieder zurück zu dem Ort zu bringen, an dem Sie sich befinden, und öffnen Sie Ihre Augen.

✧ Betrachten Sie die Welt um sich herum und seien Sie sich gewahr, dass diese Qualitäten immer noch in Ihnen gegenwärtig sind. Stellen Sie sich nun vor, durch den Tag zu gehen, während Sie Ihre Aufmerksamkeit wieder auf den Atem richten und auf die Qualitäten des Bildes.

3

Arbeit mit Kindheitstrauma: Claudias Reise

Diese Sitzung mit Transkript veranschaulicht Teile-Arbeit bei Trauma durch sexuellen Missbrauch und gibt auch Einsicht, wie spirituelle Praxis eine Ressource in der Psychotherapie sein kann. Die Einzelarbeit fand in einem *Healing the Healer*-Workshop zum Thema der Integration von Spiritualität und IFS-Therapie statt. Ich habe dieses Beispiel gewählt, weil diese Klientin einen wichtigen Schritt bei der Heilung traumatisierter kindlicher Teile in einer einzigen Sitzung erlebte. Das kompakte Wesen des Prozesses hilft, wichtige Schritte im Heilungsprozess der Teile-Arbeit zu veranschaulichen. Gute Selbstkenntnis, ihre starke spirituelle Ausrichtung und die unterstützende therapeutische Kleingruppe, die den Raum für ihre innere Arbeit hielt, waren ausschlaggebend dafür, dass es so gut lief. Eine unterstützende Gruppe fördert durch ihre Selbst/Herzensenergie individuelle Arbeit in der großen Runde sehr.

Claudia, die Klientin dieses Fallbeispiels, stellt ihre Erfahrungen in diesem Buch zur Verfügung, um die Heilung anderer zu unterstützen.

Obwohl ich ursprünglich im Auge hatte, dass die Fallbeispiele anonym sein sollten, entschied sie, dass es sich für sie richtig anfühlte, mit ihrem echten Namen zu erscheinen. Claudia kannte ihren traumatisierten kindlichen Teil bereits seit zwanzig Jahren und hatte sich spezialisierter Traumatherapie unterzogen, fand aber trotz ihrer Arbeit keine Heilung. Tatsächlich hatten therapeutische Interventionen bei ihr manchmal Retraumatisierung ausgelöst. Eines der großen Geschenke von IFS ist der systematische Prozess, mit traumatisierten Teilen zu arbeiten, und mit spirituellen Ressourcen verflochten, ermöglicht es in vergleichsweiser kurzer Zeit tiefe Heilung. Claudia berichtet am Ende des Kapitels von besonders wichtigen Aspekten der Arbeit.

Ihr Trauma bestand in mehrfachem sexuellem Missbrauch, den ihre Mutter entweder nicht verhindern wollte oder konnte. Sie kam mit beträchtlicher Erfahrung in Achtsamkeitspraxis in die Gruppe, was ihre Einzelarbeit während der Sitzung unterstützte und ihre Fähigkeit erklärt, in dieser Sitzung so tief zu gehen. Sie kannte meiner Arbeit aus Workshops und obwohl dies unsere erste Einzelarbeit miteinander war, vertraute sie meiner Arbeitsweise. Vor diesem Hintergrund hielt ich tiefe Traumaarbeit in dieser Kleingruppe für möglich und sicher. Der folgende Abschnitt enthält den transkribierten Dialog, den Claudia zur Verfügung stellt, der sowohl für Therapeutinnen als auch für Überlebende auf ihrer eigenen Heilungsreise Hoffnung enthält. Manches Mal biete ich meine Überlegungen zum Prozess im Verlauf an. Diese Überlegungen sind kursiv gesetzt.

Tom: *Wo möchtest du anfangen? … Du hast erwähnt, dass du bei der Arbeit einer der anderen Teilnehmenden eine heftige Reaktion hattest. Möchtest du dir eine Minute Zeit nehmen, um in dich hineinzuspüren und wahrzunehmen, was für eine Reaktion es ist?*

Ein wichtiger Teil dieser Arbeit besteht darin, wahrzunehmen, wie Körper, Gefühle und Geist auf aktivierende Situationen reagieren. Sobald das Thema geklärt war, begann ich damit, auf aktivierte innere Zustände oder Teile zu schauen.

> ***Claudia:*** *Ja, genau. Ich merkte, es hat etwas ausgelöst, und damit möchte ich anfangen.*

Sie berichtet, dass der Gedanke, mit ihrem Trauma zu arbeiten, Erinnerungen an Retraumatisierung aus früheren Therapiesituationen ausgelöst hat.

> ***Tom:*** *Das ist verständlich, dass Angst da ist.*

Sie erzählt, dass die Art und Weise, wie Therapeutinnen auf sie reagierten, ihr vermittelten, dass das, was sie erlebt hatte und was sich über Botschaften ihrer traumatisierten Teile vermittelte, zu scheußlich war, um damit zu arbeiten, was sie mit dem Gefühl des Betrogenseins zurückließ.

> ***Claudia:*** *Ganz, ganz große Angst. Ja, ich habe schon erzählt, dass es viele Vertrauensbrüche in Therapien gegeben hat.*
>
> ***Tom:*** *Du hast also diese Angst und diese Angst hat Gründe.*
>
> ***Claudia:*** *Ja, genau. Auf der einen Seite diese Vertrauensbrüche und auf der anderen Seite die Angst. Wenn ich mich in den Gefühlen verliere, dann verliere ich auch die Verbindung zu meinen Ressourcen.*

Sie zeigt eine Karte von den Inner-Active-Karten mit dem Bild ihrer Ressource.

> ***Claudia:*** *Dann habe ich Angst, dass, wenn ich über diese Dinge spreche, nur die Wunden gesehen werden, und nicht das Wunder. Weil es für mich mein Lebensgefühl ist, dass diese Kämpfe auch Wunder sind und dass ich dadurch, dass ich meine Arbeit mit anderen teile, auch anderen Menschen helfen kann, zu erfahren, dass die Wunden verwandelt*

werden können, dass ich an diesen Themen in mir arbeiten kann. Es ist ein Wunder, dass diese Wunden in mir verwandelt werden können und dass ich auch anderen helfen kann, ihre Wunden zu verwandeln.

Tom: *Vielleicht kannst du mir sagen, wie du dich mit heilsamen Ressourcen verbindest, wie du es machst, dass sie in den Vordergrund kommen?*

Am Anfang einer Sitzung, in der wir mit heftigen Themen umgehen, insbesondere bei Traumatisierung, ist es wichtig, dass ich weiß, zu welchen inneren Kraftquellen die Klientin eine starke Verbindung aufbauen kann, und wie ich sie daran erinnern kann, sich während der Sitzung mit dieser Kraftquelle zu verbinden, wenn ich das Gefühl habe, dass es wichtig sein könnte.

Claudia: *Es ist die Meditation. Ich atme und bin mir meines Atems bewusst, und atme bis in den Unterbauch, und dann öffnet sich der innere Raum. Und es ist eine Meditationspraxis, das immer wieder zu erfahren: Jetzt bin ich weit, jetzt bin ich weit.*

Tom: *Ich möchte dich einladen, wenn du in der Mitte dieser Arbeit bist, deine Atemtechnik anzuwenden … Wenn du in der Arbeit an einer Stelle bist, an der du zu deiner Mitte zurückkehren möchtest. Wenn du spürst, dass du den Kontakt dazu eine Weile verlierst, können wir zusammen versuchen, uns daran zu erinnern, dass du über deinen Atem zu dieser Weite zurückgehen kannst …*

Ich brachte dann ihre Aufmerksamkeit zurück zu dem Teil, dessen sie sich bewusst war.

Tom: *Also, dieser ängstliche Teil – wie nimmst du ihn wahr? Wie spürst du ihn in dir?*

(Pause. Claudia hält einen Moment inne.)

Claudia: *Also, wenn ich achtsam nach innen spüre, dann wandelt sich die Angst sofort … Aber am Anfang, als ich mich darauf eingestellt habe, daran zu arbeiten, da war ich so voller Angst, dass ich kaum atmen konnte. Aber als du mich gebeten hast, sie innerlich zu spüren, ging die Angst weg … Wenn sie da ist, dann ist sie so groß und riesig, dass ich dissoziiere, ich gehe aus meinem Körper raus.*

Tom: *Wenn du deine Aufmerksamkeit auf diesen Zustand richtest, dann hast du also das Gefühl, dass dieser Angstzustand nicht mehr im Zentrum ist. Gibt es einen Teil in dir, der sich vor dieser Angst fürchtet?*

Claudia: *Wenn du das fragst, verliere ich die Orientierung. Orientierungslosigkeit und Verwirrung kommen aus dem Traumakontext. Und dann ist da auch die Angst, dass mich niemand mehr versteht und auch die Angst, dass ich die Kontrolle verliere.*

Ihre Verwirrung entstand wahrscheinlich, als ich zwei unterschiedliche und unklare Fragen stellte und ihr so den Eindruck gab, ich hätte sie nicht verstanden. Das aktivierte die Angst, dass niemand sie jemals verstehen würde.

Tom: *Also, es gibt einen Teil von dir, der befürchtet, dass du die Kontrolle verlierst, und einen Teil, der befürchtet, dass niemand dich verstehen wird.*

Claudia: *Es gibt einen verwirrten Teil. Es gibt einen ängstlichen Teil und einen Teil, der Angst vor Kontrollverlust hat. Und einen Teil, der befürchtet, dass ich nicht verstanden werde.*

Hier waren meine Überlegungen zu ihren Teilen genauer, und sie war sich sofort der verschiedenen Teile bewusst, die da waren.

Tom: *Wähle nun einen aus, den du näher kennenlernen möchtest.*

Wenn mehrere klare innere Zustände gleichzeitig anwesend sind, lade ich die Klientin normalerweise ein, auszuwählen, mit welchem Teil sie zuerst arbeiten möchte.

Claudia: *Zuerst die Verwirrung.*

Tom: *Bring deine Aufmerksamkeit zu dieser Verwirrung.*

Claudia: *Hmmm.*

Tom: *Und wenn du deine Aufmerksamkeit zur Verwirrung bringst, was nimmst du wahr?*

Claudia (beginnt zu weinen): *Die Verwirrung gehört zu dem Kind, das vom Trauma überfordert ist. Und es gibt auch Trauer um das süße kleine Mädchen.*

Sie fing sofort damit an, den Fokus auf einen wichtigen kindlichen Teil zu richten. Das ist nicht immer so; meist erscheinen zuerst Beschützerteile.

Tom: *Das süße kleine Mädchen. Und du spürst auch seine Gefühle.*

(Pause)

Tom: *Nimm einfach wahr, was passiert.*

(Längere Pause)

Claudia: *Also, dann ist da ist ein mütterlicher Teil, der zum Kind sagt, »komm mal her«. Und die Kleine schmiegt sich an die Mutter und die Mutter hat so ein liebendes Herz und tröstet und beruhigt das kleine Mädchen. Dann kommt ein anderer Teil … der ist so erleichtert. Er sagt: »Oh, jemand hier schaut diesem Prozess zu, jemand ist bei uns.« Dann kommt eine Traurigkeit, ein trauernder Teil – das Kind war so allein – da war so lange niemand da.*

Teile, die Schmerz traumatischer Erfahrung tragen, werden meist unterdrückt oder »verbannt«, damit sie die Klientin nicht mit Schmerz überwältigen. Das bedeutet aber auch, dass verbannte kindliche Teile mit ihrem Schmerz allein sind. Das Gefühl, mit dem Schmerz nicht mehr allein zu sein, ist schon eine große Erleichterung, und es kann aufkommen, wenn die Klientin vom Selbst aus mit dem verbannten Teil da sein kann oder es mit anderen Menschen teilt. Wenn jemandem klar wird, wie lange dieser Teil mit seinem Schmerz allein sein musste, kann aber auch, wie hier, erstmal eine tiefe Traurigkeit darüber aufkommen.

> ***Tom:*** *Ja, niemand war da. Es ist eine große Traurigkeit. Das Kind war sehr allein … bleib also einen Moment mit diesem traurigen Teil. Und du spürst die Gefühle dieses Anteils.*
>
> (Claudia weint während dieses Moments).

In solchen Momenten ist es gut, sich bei der Klientin zu erkundigen, wie es ist, diese Gefühle zu empfinden. Wenn sie berichten, dass es in Ordnung ist, dann sind genügend Selbst/Herzensqualitäten verfügbar, und es ist eine heilsame Erfahrung. Ich lade sie oft ein, dem Teil mitzuteilen, dass sie seine Gefühle fühlt und dass das in Ordnung ist. (Es vergeht einige Zeit)

> ***Tom:*** *Und was passiert jetzt?*
>
> ***Claudia:*** *Und der mütterliche Teil sagt; »Schau, es sind auch andere da, nicht nur ich.« Und das ist schön.* (Sie meint die Kleingruppe, die während der Einzelarbeit anwesend ist.)
>
> *Und der traurige Teil schaut sich um und schluchzt ein bisschen und sagt: »Ja, das ist gut. … Sehr schön. Und sie fühlt sich sicher.«*

Es scheint hier, dass der traurige kindliche Teil eher von einem mütterlichen Teil getröstet wurde als direkt vom Selbst. Während das Ziel von IFS generell ist, dass es zu einer Selbst-zu-Teil-Interaktion kommt, scheint diese Teil-zu-Teil-Beruhigung für sie gut zu gehen, also ließ ich den Prozess laufen.

Meine therapeutische Arbeit zielt darauf ab, die Klientin Schritt für Schritt dort hinzubegleiten, mit den traumatisierten Teilen aus dem Selbst da zu sein. Um zu überprüfen, wie viel Selbst da ist, stelle ich die Frage: »Wie fühlst du dich gegenüber diesem Teil?« Mit dieser Frage möchte ich sehen, welche Art von Reaktion kommt, ob sie vom Selbst kommt oder ob ein anderer Teil reagiert.

> ***Tom:*** *Wenn du jetzt auf alle deine Teile schaust, das kleine Mädchen, die Traurigkeit, die Angst und die Mutter, wie fühlst du diesen Teilen gegenüber, wenn du sie betrachtest?*
>
> ***Claudia:*** *Einen tiefen Frieden und Ruhe. Wenn ich meinen Atem spüre und Raum, kann ich sie alle bei mir haben.*

Es war offensichtlich, dass Selbstqualitäten da waren, und durch meine Frage erinnerte sie sich von selbst daran, sich über ihre Atempraxis mit ihrer inneren Unterstützung zu verbinden. Dieser Zustand half den Selbstqualitäten, in den Vordergrund zu kommen.

> ***Tom:*** *Also, in diesem inneren Raum kannst du sie alle bei dir haben.*
>
> ***Claudia:*** *Ja, es ist etwas, wie das, was du Selbst nennst. Sie sind alle da, und es ist richtig, dass sie da sind, es ist gut.*

Es ist ein Merkmal des Geisteszustandes des Selbst, dass alle Teile so angenommen werden, wie sie sind, ohne Bewertung, Angst oder Verwirrung.

> ***Tom:*** *Vielleicht kannst du das ihnen sagen. Es ist richtig, dass sie da sind.*
>
> ***Claudia:*** *Es ist richtig, dass ihr da seid … Ihr alle … Und ihr macht es sehr gut miteinander. Aber ich fühle auch, dass der Raum, den wir jetzt miteinander haben, sehr gut ist …, dass da sehr gute Energie ist. Und dass die Gruppe dabei hilft, den Raum zu halten, und das ist wunderschön.*

Für Claudia war es wichtig, dass die Einzelarbeit in einer vertraulichen Kleingruppe stattfinden konnte.

> ***Claudia:*** *Also jetzt tauchen auf einmal zwei Teile auf, die der Grund für die ganze Angst und Verwirrung sind. Der eine Teil ist das vergewaltigte kleine Mädchen, das nach der Vergewaltigung im Unterhemd am Fußende vom Bett sitzt. Und das ist der Teil, der so unsäglich schwer zu integrieren ist. Immer die unglaubliche Ablehnung (durch ihre Eltern und Therapeutinnen), überhaupt wahrzunehmen, dass es sie gab. Und auch diese Unfähigkeit, dieses tiefe Leid zu verstehen oder anzuerkennen.*

Wir sehen hier, dass genügend Selbstenergie vorhanden war, dass das System vertrauen und dass der verbannte, traumatisierte Teil sich zeigen konnte. Jetzt, da der Teil in der posttraumatischen Situation war, war es Zeit, zu schauen, ob Claudia stabil genug im Selbst/Herz war, um dem traumatisierten Teil das anzubieten, was er brauchte.

> ***Tom:*** *Kannst du dir vorstellen, dass du zu ihr gehst, zu dem Zeitpunkt, als sie jemanden gebraucht hätte? Und so da zu sein, wie sie damals jemanden gebraucht hätte? Und sag mir, was passiert, wenn du versuchst, das zu tun.*

Mit dieser Frage überprüfe ich, ob sie jetzt, da der traumatisierte Teil sich gezeigt hat, im Selbst war.

> ***Claudia:*** *Es ist so schwer. So schwer, an sie ranzukommen. Sie stellt sich tot. Sie lässt keinen Kontakt zu.*

Wenn ein Teil, mit dem gearbeitet werden soll, leblos ist, nicht zugänglich oder Kontakt nicht zulassen möchte, weiß ich, dass ein anderer Teil stark auf den traumatisierten Teil reagiert und Kontakt verhindert. Meine

Frage brachte den Prozess in Gang, den Teil zu finden, der reagierte und anerkannt werden musste.

> ***Tom:*** *Du merkst also, sie lässt keinen Kontakt zu. Wie fühlt sich das an, wenn sie das macht? Wie reagierst du, wenn sie das macht?*
>
> ***Claudia:*** *Ich fühle sehr viel Liebe ihr gegenüber und auch Hilflosigkeit. Ich will sagen: »Was brauchst du?«*

Hier nehme ich die Anwesenheit der Selbst-Energie wahr, und gleichzeitig gibt es einen hilflosen Teil, der reagierte. Oftmals kommt es vor, dass das Selbst und ein Teil gleichzeitig anwesend sind. Hilflosigkeit ist keine Reaktion des Selbst. Wenn jemand sich in Bezug auf einen Teil hilflos fühlt, bedeutet das, dass ein anderer Teil anwesend ist und diese Reaktion hervorruft. Als sie zuvor das Bild des kleinen Mädchens vor Augen hatte, das mit der freundlichen, liebevollen Mutter zusammen war, hatte ich den Eindruck, dass das ein Teil war, der das traurige Kind trösten konnte, ein Teil mit vielen Selbstqualitäten, der aber nicht das Selbst war. Wenn jemand im Selbst ist, ist es ein Geisteszustand, der beobachtet, aber nicht gesehen wird. Da der Prozess zu diesem Zeitpunkt reibungslos verlief, sah ich keinen Grund, etwas anderes zu tun, als das, was geschah, zu unterstützen. Jetzt, da der vergewaltigte Teil aufgetaucht war, scheint es zu viel für den mütterlichen Teil zu sein, der sich hilflos fühlte. An dieser Stelle war es entscheidend, die Hilflosigkeit als einen Teil zu bestimmen. Meine Anleitung hier war sehr einfach, hatte aber eine starke Wirkung.

> ***Tom:*** *Ja. Kannst du den hilflosen Teil finden?*
>
> ***Claudia*** (lacht): *Das ist sehr wohltuend … den hilflosen Teil, ja!*

Einfach gewahr zu werden, dass Hilflosigkeit ein Teil war, hat es Claudia hier ermöglicht, wieder ins Selbst zu kommen. Oft ist es nicht so einfach, aber weil das Selbst schon sehr im Vordergrund war, ermöglichte diese einfache Frage ihr, aus der Hilflosigkeit herauszutreten.

Tom: Der hilflose Teil ist also da und er weiß nicht, was er tun soll, und das ist in Ordnung. Er muss jetzt nichts tun. Er kann später etwas tun … aber das muss nicht jetzt sein. Er kann einen Ort finden, an dem er warten kann und sich ausruhen. (Sie lacht.)

Ich sah die Erleichterung, die in ihrem System entstand, als ihr klar wurde, dass es nicht sie war, die hilflos war, sondern nur ein Teil. Als der hilflose Teil identifiziert wurde, lud meine Antwort sie ein, diesem Teil zu sagen, dass er geschätzt wird und wichtig sei, jetzt aber nicht die Arbeit zu tun brauchte. Dann überprüfte ich, was passierte, wenn sie sich wieder dem Kind näherte und ob sie im Selbst/Herz war.

***Tom:** In Ordnung, wende dich jetzt wieder dem Kind zu und nähere dich ihm und sag mir, was passiert.*

***Claudia:** Es gibt eine innere Bewegung. Es ist, als ob mein Herz ein Gefäß wäre, mit flüssigem Gold darin, mit heilsamer Energie, und das beugt sich so über das Kind und lässt es auf das Kind herabfließen.*

Dies war ein sehr kraftvolles Bild, und da sie ganz im Selbst/Herz war, öffnet sich ihr Herz und ein heilsames Licht strömt als »flüssiges Gold« hervor. Ich wusste, dass alle Ressourcen, die Claudia für ihre Heilung brauchte, kommen würden. Claudia war eindeutig mit dem verbunden, was ich als sehr reine Selbst/Herzensenergie verstehe. Normalerweise gebe ich hier Zeit, um den Prozess fließen zu lassen, wohin er will. (Das Bild entstand spontan aus ihr heraus. Wenn sie an dieser Stelle gezögert hätte, sich dem traumatisierten Kind zuzuwenden, hätte ich sie vielleicht angeregt, sich zuerst tiefer mit ihrer Quelle der Führung zu verbinden, aber das war eindeutig nicht nötig.)

Nach einiger Zeit überprüfte ich, wie der Prozess lief, indem ich nach der Reaktion des Anteils fragte. Es ist wichtig, sich in Abständen zu vergewissern, wie traumatisierte Teile reagieren, da es Zeiten gibt, in denen ein solcher Teil das Angebot nicht annehmen kann. Das liegt normalerweise daran, dass ein anderer Teil anwesend ist. Die Klientin versucht, aus diesem Teil, oft einem Helferteil, dem kindlichen Teil das anzubieten, was es braucht, anstatt vom Selbst.

> ***Tom:*** *Kann das Kind das aufnehmen?*
>
> ***Claudia:*** *Hmmm …* (Claudia fängt an, zu kichern.) *Dann kommt etwas in mir auf, Freudentränen, weil das Kind bis jetzt noch nie gekichert hat.*

Ich finde diese Momente so kostbar, wenn ein kindlicher Teil, der noch nie Freude erlebt hat, auf einmal diese Gefühle haben kann. Selbst jetzt, während ich dies schreibe, merke ich, dass ich innehalten und diesen Moment einfach erneut genießen möchte.

> ***Tom:*** *Wunderbar.*
>
> ***Claudia:*** *Jetzt fällt es mir schwer, das auszusprechen, aber ich sag es … meine göttlichen Hände streicheln ihren Kopf* (Claudia beginnt, zu weinen).

Auch diesen Moment gilt es, zu genießen … Was also ist diese Energie des offenen Herzens, die so wundersam scheint, und was bedeutet es, wenn sie spürt, dass ihre »göttlichen Hände« das Kind streicheln? Für mich ist dieses Selbst des offenen Herzens ein bestimmtes Energiefeld, eine Resonanz, die Mitgefühl, Frieden und Heilung enthält. Wenn das Selbst klar wird, entstehen diese Qualitäten, aber manchmal scheint noch etwas mehr aufzutauchen. In diesen Momenten fließt ein Gefühl von göttlicher Energie durch jemanden hindurch. Dies scheint bei Claudia spontan aufgekommen zu sein. Obwohl ihre beiden inneren Bilder, die goldene Flüssigkeit und die heilenden Hände, ihre ureigenen sind, kommen sie mir dennoch sehr vertraut vor als Abbilder und Qualitäten, die in diesen tiefen Momenten der Heilung entstehen.

Etwas Archetypisches scheint entstanden zu sein, eine universelle, heilsame, liebevolle Energie fließt.

Tom: Ja. Das fühlt sich richtig an.

Ich ging mit der Weisheit ihres Systems und fühlte auch selbst Frieden und Freude. Eine Freude darüber, dass dieser Teil des kleinen Mädchens, der so viele Jahre eingesperrt war und den Schmerz und die Scham tragen musste, nun endlich bekommt, was er braucht, um von diesem tiefen Trauma geheilt zu werden.

***Claudia:** Ich spüre den Impuls, das Kind aus diesem Zimmer zu holen und es zu baden … ihm ein schönes Bad zu geben.*

***Tom:** Das ist gut. Wenn es für das Kind stimmig ist, dann kannst du das jetzt machen.*

Sie holte das Kind von allein aus der Szene des Traumas heraus und suchte nach einem heilsamen Ort.

***Claudia:** Schöne Düfte …*

***Tom:** Ja, das ist entlastend, und die Wunden heilen und sie muss die Lasten nicht mehr tragen.*

Dieser Satz war zu direktiv und ich ging zu schnell vor. Glücklicherweise müssen wir nicht perfekt sein, wenn wir diese inneren Heilungsreisen begleiten – sie hat selbst den Prozess korrigiert. Eine bessere Antwort wäre gewesen, ein wenig Raum zu geben und dann zu fragen: »Wie geht es dem kleinen Mädchen?«, oder: »Was passiert jetzt?«

***Claudia:** Nein, erst bin ich mit ihr in dem Badezimmer, aber das ist nicht der richtige Ort. Es ist zu nah an dem Ort, an dem das Trauma passiert ist. Ich gehe mit ihr woandershin. In eine geräumige Felsgrotte, wo warmes Wasser ist, und wir schwimmen zusammen und plantschen.*

(Langes Schweigen)

An Claudias Antwort können wir sehen, wie sie ihren eigenen Prozess leitet. Mein letzter Satz drängte den Prozess zu schnell weiter, also sagte sie: »Nein, das ist nicht der richtige Ort, wir müssen den richtigen Ort finden.« Im Lauf der Jahre fand ich es wichtig, nicht zu aktiv zu sein und der Klientin viel Raum zur Verfügung zu geben, damit sie ihrem eigenen Heilungsprozess folgen kann, der von selbst aus der Weisheit ihres Systems entsteht. Wie man an meiner Antwort sehen kann, haben wir Therapeuten manchmal Teile, die hilfreich wirken und etwas tun möchten. Dies kann dazu führen, dass man überaktiv wird, wie ich es war. Obwohl ich nicht zu direktiv sein möchte, möchte ich spiegeln, was ich spüre, sie wissen lassen, dass ich mit ihr im Prozess bin, und sie wissen lassen, was möglich ist. Wenn wir ein gutes Arbeitsbündnis haben, weiß ich, dass sie den Prozess wieder auf das lenken kann, was sie gerade braucht, wenn ich zu aktiv werde.

Claudia: *Das fühlt sich wie ein großer, wunderbarer Heilraum an. Aber das Bild von diesem Bett kommt immer wieder dazwischen. Und das fühlt sich krank an. Und ich will das Bett weghaben.*

Manchmal kann die Klientin im Heilungsprozess stecken bleiben und dann braucht sie einen Rahmen, eine Leitung, um weiterzukommen. Hier ist das Wissen der Therapeutin, den Prozess zu leiten, sehr wichtig. Das Bild des Bettes kam immer wieder zurück, und sie wollte, dass dieses Bild verschwand, weil es den Schmerz und das Leid des Missbrauchs trug. Das Bett symbolisiert das, was im IFS als Last bezeichnet wird. Lasten tragen die Erinnerungen, Glaubenssätze oder Schmerzen, die mit einem Trauma verbunden sind. Eine Last kann durch eine Empfindung oder ein Bild abgebildet werden, das die erinnerte Erfahrung verdichtet und über das es möglich wird, sie zu verwandeln und loszulassen. Meine Intervention bestand darin, sie wissen zu lassen, dass das Bild des Betts eine Last darstellt, und dass es möglich ist, es zu verwandeln und loszulassen. Ich habe auch offene Vorschläge gemacht, wie diese Last verwandelt werden könnte. Man kann an ihrer Antwort sehen, wie sie den Prozess sofort an sich nimmt.

> ***Tom:*** *Das Bild von dem Bett ist eine Last, die dieser kindliche Teil vom Trauma trägt, und das Mädchen könnte es loslassen, wenn es das jetzt möchte. Du kannst irgendeinen Prozess einladen, der es verwandelt oder fortnimmt mit irgendeiner Art von Energie – wie Feuer, Wasser, Erde.*

Sie spürt unmittelbar die Möglichkeit, diese Last umzuwandeln und stellte sich vor, wie diese Umwandlung geschehen könnte. Ich finde, dass eine einfache, offene Anleitung ausreicht, wenn Menschen in diesem heilsamen Fluss sind, um ihr eigenes Umwandlungsbild zu aktivieren. Das erfordert wieder ausreichend Zeit in Stille. Ich staune immer wieder über die Kreativität, die entsteht, wenn Menschen sich in diesen Heilräumen befinden.

> ***Claudia:*** *Ich fühle wirklich tiefe Dankbarkeit für das, was wir hier tun. So viele tausend Puzzleteile, die ich zusammengesucht habe im Laufe der Jahre, kommen jetzt zusammen. Ein ganz, ganz langer Prozess rundet sich ab.* (Langer Seufzer.) *Das Bild ist so wunderschön … dieser Heilraum. Die Felsgrotte mit der Schüssel und den Blumen … wunderbar. Ich fühle das in meinem Herzen. So viel Heilung.*

Ich spürte, dass die Sitzung dem Ende zuging, obwohl ich noch einige Fragen an sie hatte, bevor sie fertig war. Bevor wir so eine Art von Sitzung beenden, ist es wichtig, den zuvor verbannten Teil in seiner neuen Form wieder ins System einzugliedern oder ihn einen neuen Platz finden zu lassen, wenn er nicht bereit ist, zu den anderen Teilen zurückzukommen. Der erste Schritt hierbei ist, sich bei den anderen Teilen zu erkundigen, um zu schauen, ob sie bezeugt haben, was passiert ist, und nachzufragen, ob sie noch irgendetwas brauchen.

Tom: *Ich frage mich, ob die anderen Teile in der Nähe, einige von den anderen Teilen, mit denen wir heute gearbeitet haben … ob sie bemerkt haben, was passiert ist?*

Claudia: *Okay, wenn ich den hilflosen Teil einlade, kommt er und planscht im Wasser und freut sich sehr. Die Angst steht wie eine Beobachterin am Rand und guckt sich das alles an und nickt: Ist alles okay. Und die Kinder und der hilflose Teil planschen und lachen zusammen. Und die Mutter nimmt einen tiefen Atemzug und sagt: »Schön, wenn es bei den Kindern gut läuft, läuft es bei den Eltern gut«*

(Die Übungsgruppe lacht zustimmend.)

Claudia: *Der verwirrte Teil vermischt sich mit dem fröhlichen Kind, wird eins mit dem Kind und löst sich im Kind auf.*

(Langer Moment der Stille)

Claudia: *Und jetzt haben die Teile eine Idee. Sie wollen ein richtig großes Fest feiern. Und sie zünden Kerzen an, holen ganz viele Blumen, und das fühlt sich so an wie eine schöne, freudvolle Familie. Es ist so schön, so ein heilsames Bild, und ich kann es in meinem Körper fühlen.*

Es ist für mich immer wieder erstaunlich, wie oft die Teile nach tiefgehender innerer Arbeit eine Art Feier veranstalten. Es passiert nicht immer und ist nicht nötig, aber manchmal kommt es spontan dazu – eine offene Einladung für die Teile, zusammenzukommen und ihr richtiges Verhältnis zueinander zu finden.

Bevor ich abschließe, möchte ich gerne vorschlagen, dass sich die Klientin vorstellt, wie sie sich in ihrem Alltagsleben an diese innere Wandlung erinnern wird.

Tom: *Tu das, was für dich richtig ist, damit du dich später daran erinnern kannst.*

Mit dieser Frage helfe ich der Klientin, sich von dieser inneren Erfahrung, die größtenteils in der Imagination stattgefunden hat, zu lösen, und sie in einer greifbaren Form mit in ihren Alltag zu nehmen. Je nach verfügbarer Zeit und Situation, kann für diesen Prozess auch mehr Zeit in Anspruch genommen werden. In diesem Fall war es wieder so, dass sie sogleich erfasst hat, worum es geht, und ihren Weg nach vorne gefunden hat.

> ***Claudia:*** *Damit ich mich leicht daran erinnern kann, möchte ich Bilder malen von dem Herz, das das flüssige Gold ausschüttet, und ein Bild von dem Kind, das kichert. Und ich habe die Fantasie, dass ich zu Hause viele Blumen und Kerzen besorgen werde und jeden Tag Kerzen anzünde, um diese Energie wieder wachzurufen.*
>
> ***Tom:*** *Und nun tue, was du noch brauchst, um die Sitzung für heute abzuschließen.*
>
> **Claudia:** *Vielen Dank an dich und an euch* (zur Gruppe).
>
> ***Tom:*** *Und vielen Dank an dich, dass du dir Zeit genommen hast, diese Samen der heilsamen Energie über die Jahre zu wässern.*
>
> ***Claudia:*** *Es ist wie eine ganz neue Dimension von Verwandlung. Und ich glaub, ich trau mich jetzt auch, auf deinem Platz zu sitzen. Es kommt mir leicht vor … Ich will nicht schmälern, was du mitbringst, aber es kommt mir so leicht vor.*

Damit Therapeutinnen diese Art von innerer Arbeit wirklich verstehen können, müssen sie sie erfahren, und wenn sie dies tun, können sie die Essenz eines Prozesses verstehen.

> ***Tom:*** *Der Raum in dir ist weit und stabil, und daher konntest du heute so in die Tiefe gehen. Und auch, weil du mit der Art von Raum, den wir heute in der Gruppe geschaffen haben, in Resonanz gehen konntest … und dass du dieser Energie in dir und in den anderen vertrauen konntest.*

Claudia: *Ja, ich habe das Gefühl, es ist schon ganz viel da. Aber ich fühle, dass das, was du mitbringst, etwas ist, das dem Ganzen mehr Farbe gibt.*

Claudia erlebte einen sehr tiefen Heilungsprozess. Durch ihre frühere psychologische Arbeit, ihre spirituelle Praxis und auch die Tatsache, dass sie selbst eine erfahrene Therapeutin ist, die energetische Unterstützung der Kleingruppe und meine Erfahrung, diese Art von Prozess anzuleiten, konnte sie in einer einzigen Sitzung so in die Tiefe gehen.

Claudia hat die gesamte Sitzung nach einer Aufnahme transkribiert, damit andere aus der Beobachtung ihrer inneren Arbeit lernen können. Anschließend schrieb sie mir, um von den Nachwirkungen der Sitzung zu berichten, und fügte eine Liste der Aspekte hinzu, die für sie während ihres Heilungsprozesses wichtig waren. Ich empfinde es als ein Geschenk, dass sie so deutlich ausführt, wie sie den Prozess von innen erlebt hat, und beim Lesen erinnere ich mich daran, was das Wesentliche dieser Arbeit ist. Ein Grund, warum die Gruppe den unterstützenden Raum halten konnte, obwohl die Menschen einander vorher nicht kannten, war, dass wir gemeinsam meditative Übungen und Kreistänze, geführte Fantasiereisen zu Heilungsressourcen und Austausch in der Gruppe unternommen hatten, bevor wir die innere Arbeit begannen.

Hier sind Claudias Bemerkungen zur Sitzung, ausgehend von der Aufnahme und dem Transkript:

Was heilsam war

- *Die Gruppe war in einer heilsamen Energie. Sie war wie ein Gefäß voller Achtsamkeit, spiritueller Energie, Offenheit: Der Raum war von Licht und Liebe erfüllt.*
- *Es war eine hohe Energie der tiefen Stille. Darin spürte ich Achtung und dass mir Raum gegeben wird. Das gab mir Mut, mich zu zeigen und mich zu öffnen. Die Übereinstimmung der Gruppe, mit jedem Einzelnen in einer Atmosphäre der Liebe und einer Präsenz aus dem Herzen da zu sein. Ich konnte spüren, dass ein Gefühl der Verbundenheit aufkam.*
- *Mein Kontakt zu dem inneren achtsamen Raum in mir war sehr gut und gab mir starke innere Führung.*
- *Toms Haltung:*
  - *Toms Stimme drückte in ihrem warmen, liebevollen Klang bedingungslose Präsenz und Achtsamkeit aus.*
  - *Toms sanfte zuverlässige Präsenz war durchgehend spürbar.*
  - *Toms liebevolles offenes Herz, das durch den Klang seiner Stimme, seine Körperhaltung und seine friedvolle Ruhe spürbaren Ausdruck fand, half mir, mich zu öffnen und mich anzuvertrauen.*
  - *Durch seine Haltung fühlte ich mich als gleichberechtigte Partnerin in der Einzelarbeit, was den Zugang zu mir selbst noch weiter öffnete und mich noch mehr stärkte.*
  - *Toms bedingungslose Annahme gab mir ein Gefühl des Vertrauens und Sicherheit, mich zu öffnen.*
  - *Der konstante Kontakt, den Tom durch »Hm«, »Ja«, »Ja klar« ausdrückte, und dass er verstand, dass es für die Teile Gründe gibt, so zu reagieren, war auch sehr wichtig. Diese Nähe war wie eine heilende Berührung in*

meinem Herzen. Ich fühlte mich dadurch sehr bestärkt, immer meinem inneren Weg in dieser Situation zu folgen. Es gab mir Mut.

- *Tom förderte die Identifizierung meiner Teile.*
- *Ich konnte immer spüren, dass Tom die Teile mitfühlt und das war sehr hilfreich wie heilender Balsam, dass er diese Teile wahrnahm und gemeinsam mit mir erspürte, und ihre Bedeutung erfasste, und sie wertschätzte.*
- *Er war der Beobachter des Prozesses und half mir dabei, selbst in der beobachtenden Distanz zu bleiben. Das trug erheblich zur heilsamen Stimmung in mir bei.*
- *Er war stark in der Selbstenergie und konnte damit Selbstenergie in mir erwecken und inspirieren. Auch das empfand ich als heilsam.*

✣ *Die Bilder, die ich entwickelte, fühlten sich auch heilsam an:*

- *das flüssige Gold, das ich aus meinem Herzen auf das leblose Kind goss. Es wurde nicht nur lebendig dadurch, sondern es fing an zu kichern. Die Last wurde plötzlich abgenommen. Das Kind hatte noch nie, seit ich mit ihm in Kontakt bin, seit ca. 22 Jahren, gekichert.*
- *Der Heilraum in der Felsgrotte, in der das Kind in warmem Wasser gebadet und mit heilsamen Düften umgeben wurde. Das wusch die schlechte Energie, die noch da war, ab und machte eine tiefe Erneuerung möglich.*
- *Später spielte das Kind mit allen Teilen laut lachend und spaßend im warmen Wasser. Auch das brachte eine Energie der tiefen Erneuerung.*
- *Das Metallbett tauchte immer wieder vor meinem inneren Auge auf und fühlte sich sehr belastend an. Ich wollte es »weghaben«. Auf Toms Einladung, es durch die Elemente zu verwandeln, brachte ich das Bett in einen Hochofen, dort schmolz das Bett und aus dem Bett wurden*

Schüsseln gegossen, dann mit weißer Emaille überzogen. In diesen Schüsseln ließ ich dann Blüten und Schwimmkerzen schwimmen, um den Heilraum zu schmücken.

- *Ich konnte in der Felsengrotte die Anwesenheit von allen Teilen spüren. Es fühlte sich alles gut an. Es fühlte sich an wie eine friedvolle, glückliche, heilsame Integration aller Teile. Ich konnte fühlen: »Es ist gut, dass ihr alle da seid.« Ich gewann ein Gefühl heilsamer Ganzheit.*
  - *Alle Teile hatten die Idee, ein Fest zu feiern. Heute würde ich sagen, ein Fest der Wiedergeburt oder Neugeburt und ein Fest des Lebens und der Lebensfreude. Das Feiern war ein Weg, die Samen der Freude zu stärken.*
  - *Tom schlug am nächsten Tag in einer Meditation vor, Selbstenergie in alle Teile unseres Lebens hineinfließen zu lassen. Diese Visualisierung fühlte sich auch wie Balsam in meinem Herzen an. Sie führte zu noch mehr innerem Frieden und Ganzsein.*
  - *Ich war in dieser Meditation auch noch eingeladen, allen Teilen das zu geben, was sie noch brauchten. Das Kind brauchte etwas zum Anziehen. Ich gab ihr ein weißes Kleid mit Rüschenärmeln. In ihr Herz legte ich einen großen strahlenden, blau leuchtenden Diamanten. In diesem Prozess war das Gefühl des zerstörten Selbstwertes wieder vollständig geheilt. Das Kind war angefüllt mit Selbstenergie.*
- *Am Ende meiner Arbeit sagte ich: »Diese Arbeit war ein Unterricht.« Ich war mir nicht sicher, ob Tom verstand, was ich damit meinte: Was ich damit meinte, war, dass ich ein ganz starkes, ganz tiefes Gefühl dieser Arbeit bekam, ein Gefühl der »Herzensbildung«.*
- *Zu Hause schmückte ich mein Wohnzimmer mit einer neuen Glasschale mit Blüten und Schwimmkerzen. Die weißen Schüsseln habe ich in den Garten gestellt, ich wollte sie nicht zu nah haben. Ich habe mir auch einen*

langen weißen Rock mit weißer Bluse gekauft und trage dazu blaue Stiefel und eine blaue Blüte im Haar.

- *Wie integriere ich das Gefühl der Heilung täglich etwas mehr in mein Alltagsleben? Ich fühle, dass mein Herz noch weiter heilt und dass es die heilsamen Bilder und heilsamen Energien noch weiter braucht, um diese Heilung ganz tief zu verwurzeln.*

Abschließende Worte

Ich bin Claudia sehr dankbar für die Mitteilung ihres inneren Prozesses. Sie hat sowohl eine besondere Fähigkeit für diese Art innerer Arbeit als auch dafür, den Prozess zu artikulieren. Obwohl nicht alle Menschen dazu imstande sind, in ihrem Heilungsprozess gleichermaßen schnell tief gehen zu können, erfahren sie dennoch mit diesem Ansatz ähnliche Heilung. Viele Jahre meiner eigenen inneren Arbeit in Verbindung mit mehr als vierzig Jahren eines spirituellen Weges haben mir ermöglicht, bei meiner Arbeit an diesem Ort des offenen Herzens anwesend zu sein.

Heilungsreisen wie die von Claudia haben mich angeregt, weiterhin Workshops und Einzelsitzungen anzubieten und auch dieses Buch zu schreiben – um ein breiteres Publikum die heilsame Kraft der Verbindung von Spiritualität mit innerer systemischer Arbeit wissen zu lassen. Es folgt eine weitere Sitzung mit Claudia im Zeitabstand einiger Jahre, die veranschaulicht, wie veränderte Lebensbedingungen andere verbannte Teile aktivieren können.

4

Heilung von Altlasten aus Kriegstrauma

Claudia hatte ich einige Jahre nicht gesehen, als sie einen *Healing the Healer*-Workshop besuchte, den ich im Frühjahr 2022 im Caduceus-Zentrum in Deutschland anbot, einen Monat nach Beginn der russischen Invasion in der Ukraine. Viele der teilnehmenden Therapeutinnen berichteten, dass die Kriegsnachrichten nicht nur ihre Klientinnen erschütterten, sondern auch sie selbst beunruhigten und oft die eigene Traumageschichte oder die der Familie aktivierten. Eltern oder Großeltern zahlreicher heute lebender Deutsche hatten auf ihrer damaligen Flucht vor den herannahenden russischen Truppen die gleiche brutale Behandlung erlebt, die in der Ukraine berichtet wird. So auch Claudia, die während des Workshops mit einem anderen lang verbannten Teil arbeiten konnte.

Angesichts dieser Situation entschloss ich mich, in meinem *Healing the Healer*-Workshop auf Teile zu konzentrieren, die durch den Krieg in der Ukraine aktiviert worden waren. Ich verwendete eine Mischung aus den *Inner Active*-Karten von Sharon Sargent Eckstein und dem Kartendeck der *Healing Images* aus dem Zaatari-Camp, mit Illustrationen, die von syrischen Geflüchteten gestaltet sind, viele davon mit Beispielen, die mit dem Thema zu tun haben. Während des Workshops wurde Claudia auf belastete Teile aufmerksam, die mit dem Kriegstrauma ihrer Mutter zu tun hatten. Claudias Erfahrung baut auf ihrer früheren inneren Arbeit auf und veranschaulicht, wie neue Umstände andere lang verbannte Teile aktivieren können, aber auch die Kraft spiritueller Ressourcen für die Heilung und die heilungsfördernde Bedeutung der Teile-Arbeit. Eine genaue Anleitung für die Arbeit mit bestimmten Therapiekarten, die auch im Workshop stattfand, findet sich am Ende dieses Kapitels. Claudia hat dabei folgende Karten ausgewählt:

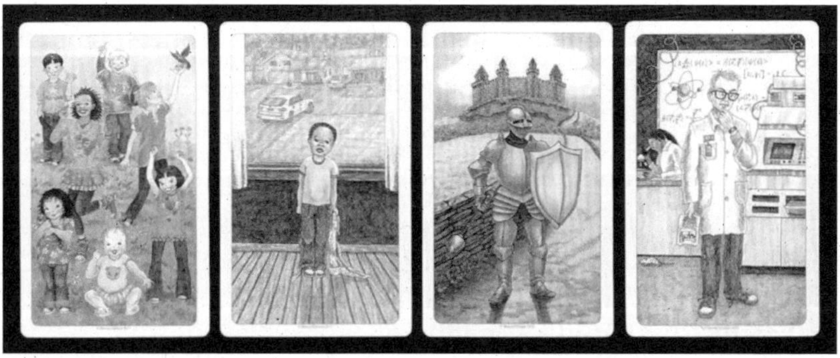

In Kleingruppen berichten die Teilnehmenden, was die ausgewählten Karten für sie bedeuten, wobei Claudia Folgendes angab:

1. *Die Kinder stehen für Lebendigkeit, Lebensfreude, Verbundenheit in Leichtigkeit und Gemeinschaft. Diese Karte steht für das, was ich nähren und wovon ich mehr haben möchte.*
2. *Das verletzte Kind = Einsamkeit des verletzten Kindes, der Schmerz der Verletzung, tiefste Verzweiflung. Es gab keine Karte, die diesen Teil gut*

ausdrückte. (Wir werden später sehen, wie sie diesen kindlichen Teil aufs Papier brachte.)

3. *Ritter: Er stellt sich vor das verletzte Kind und versteckt es. Er beschützt es.*
4. *Wissenschaftler steht für Rationalität, er kann den Tatsachen des Kriegs ins Auge sehen, aber auch an Folgendes erinnern: »Ich kann glücklich sein. Ich lebe NICHT im Kriegsgebiet. Ich bin sicher. Mir geht es gut. Ich bleibe im Hier und Jetzt und es gibt keinen Krieg.«*

Nachdem alle in Kleingruppen die jeweilige Bedeutung ihrer Karten mitgeteilt haben, kommen sie wieder in der großen Runde zusammen und wählen nach meiner Anleitung eine Karte zum Weiterarbeiten. Ich führe durch einen Prozess der Verdeutlichung des Anteils und anschließend wird er auf Papier dargestellt. Claudia berichtet, dass sie dabei dieses Bild malte, das etappenweise entstand. Zuerst nur eine große Träne mit einem roten Kreis, der einen Schrei darstellte. Nach der angeleiteten Gruppenarbeit kamen die Skizze einer Person hinzu, die golden gefärbt wurde, das Herz, das diese Person umgibt, und der Tränenschrei.

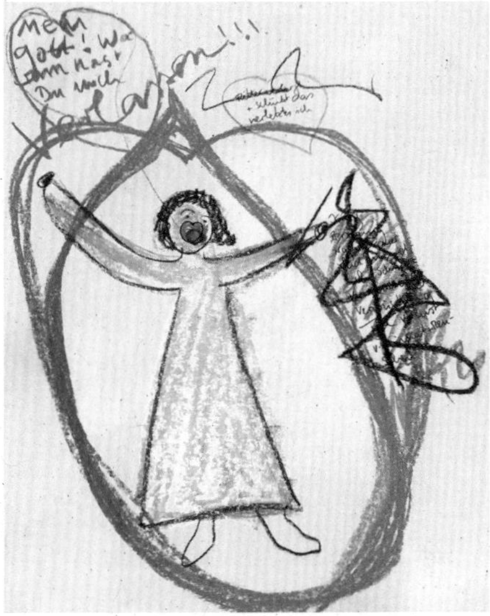

Im Bild drückte sie den verzweifelten Schrei aus, den sie empfand, wenn sie mit den Menschen in der Ukraine, die verletzt und getötet wurden, geliebte Menschen verloren und verängstigt vor dem Krieg flüchteten, mitfühlte. Ihre Verzweiflung fühlte sich so massiv an, dass ihr beim Betrachten dieses Bildes die Worte kamen, die sie dann aufs Bild schrieb: »Mein Gott, mein Gott, warum hast du mich verlassen?« Es sind die Worte von Psalm 22, die Jesus am Kreuz aussprach.

Als ich später nachfragte, was ihr diese Worte bedeuteten, sagte sie:

»Für mich sind sie der Ausdruck tiefster Verzweiflung, ein Zeichen, dass es keine spirituelle Verbindung mehr gibt.«

Sie berichtete weiter von ihrem Prozess:
Ich habe dann versucht, diesen Teil zu verwandeln, indem ich ihn mit Gold anmalte, und ich habe ein Herz darum gemalt und versucht, das heilsame goldene Licht hereinzubringen. Aber das hat mir nicht genug geholfen. Ich tat es mehr aus dem Kopf heraus.

Ihre Beschreibung, wie sie versuchte, sich um diesen verzweifelten Teil zu kümmern, scheint darauf hinzuweisen, dass diese Versuche von einem anderen Teil ausgingen. Wie so oft wollen unsere Helferteile helfen, aber sie sind in ihren Möglichkeiten begrenzt. Aus diesem Grund erstreben wir im Prozess der Teile-Arbeit eine Hauptbegegnung zwischen dem Selbst/Herz und einem Teil.

Um dies als Teil der Gruppenarbeit zu erleichtern, habe ich eine Übung entwickelt, die hilft, sich der Teile bewusst zu werden, die auf den gewählten Teil reagieren. Das dient der Vorbereitung auf eine innere Begegnung mit diesen Teil. In dieser Phase der Arbeit war Claudias Helferteil aktiv und fügte die Goldfarbe und das Bild eines Herzens hinzu. Am Ende dieser Phase bitte ich die Teilnehmenden, die reagierenden Teile anzuerkennen, um dann den reaktiven Teil einzuladen, einen nahegelegenen Ort zu finden, an dem er warten kann, damit das Treffen mit dem gewählten Teil vom Selbst/Herz aus stattfinden kann.

Vor diesem Treffen lade ich die Teilnehmenden ein, sich mit ihrer spirituellen Ressource zu verbinden, indem sie sich ganz im Selbst/Herz zentrieren. Bei dieser Übung tauchte bei Claudia eine Engelsfigur auf, die sie anschließend auf Papier darstellte. Das Grau ist goldenes Licht und die Herzen sind rot.

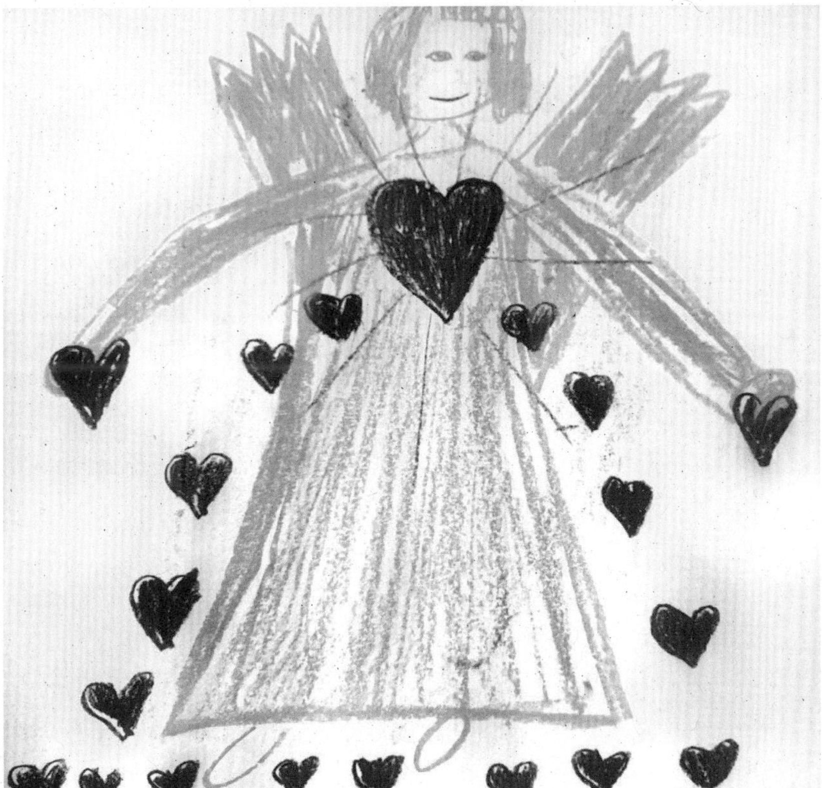

Dann bitte ich die Menschen, sich vorzustellen, dass sie von ihrer inneren Quelle der Führung unterstützt werden, und ihr erlauben, mit ihrem ausgewählten Teil so da zu sein, wie dieser es braucht. Nach einer solchen Begegnung haben viele Menschen in der Gruppe das Gefühl, dass ihre innere Arbeit abgeschlossen ist, andere jedoch nicht. Daher lade ich sie nach der geführten Imagination in der Großgruppe ein, sich in Kleingruppen austauschen. Dort können sie entdecken, ob sie noch etwas brauchen, weil möglicherweise während der geführten Imagination ein anderer Teil zum Vorschein gekommen ist, der Hilfe braucht. Aus diesem Grund baue ich Zeit für Einzelarbeit ein. Bei Claudia war es so.

Sie beschrieb später ihre Erfahrung während der geführten Imagination in der Großgruppe und was ihr zu Bewusstsein kam, als sie es in ihrer Kleingruppe diskutierte:

> *Ein Engel kommt, um die Last fortzunehmen. Das fühlt sich gut an, aber noch nicht vollständig. Ich spüre Schmerzen in meiner Herzgegend und beim anschließenden Austausch in der Kleingruppe werde ich meiner Mutter gewahr, das Kriegstrauma in ihr, das enorme Leid, das sie unaufhörlich mit sich trug.*

Nach weiteren Überlegungen kam Claudia zu diesen Erkenntnissen:

> *Da war wie ein »energetisches Kriegstrauma«, das meine Mutter mir weitergegeben hat. Als Kind konnte ich das nicht benennen, mir fehlte die intellektuelle und emotionale Reife, diesen emotionalen Schmerz genau zu beschreiben. Jetzt erst wird mir klar, dass ich Tag und Nacht das unverarbeitete Kriegstrauma meiner Mutter gespürt habe. Wegen dieser Energie hatte ich immer Angst vor ihr. Es war eine ungeheure Kraft des Leidens, die ständig gegenwärtig war, ohne dass sie benannt wurde. Das war keine Erfahrung mit einem Anfang und einem Ende, wie bei anderen frühen traumatischen Erfahrungen, die sie erlebt hatte. Die Gegenwart meiner Mutter löste ein atmosphärisches, energetisches*

Trauma aus. Eine Energie, die eine unglaubliche Belastung war die gesamte Zeit meiner Kindheit hindurch, Tag und Nacht. Es hat mich völlig von meinen lebendigen Impulsen abgeschnitten und als Kind war ich ganz und gar darauf konzentriert, Mama glücklich zu machen, dieses Gefühl zu durchbrechen, um »Mama zum Lächeln zu bringen, damit sie mich wirklich sehen, annehmen und lieben konnte.« Aber diese kindliche Absicht konnte nicht zum Erfolg führen. Meine Mutter konnte sich mir nicht öffnen und mir nicht diese zärtliche Liebe entgegenbringen, nach der ich mich unendlich sehnte.

Während Claudia im geführten Gruppenprozess mit dem anwesenden Engel viel von ihrer Verzweiflung loslassen konnte, konnte nicht alles losgelassen werden, weil es einen kindlichen Teil gab, der diese schmerzhafte Last trug. Sie erlebte den Schmerz als Schwere in ihrer Brust und konnte nun sehen, dass diese Schwere das Kriegstrauma war, das ihre Mutter an sie weitergegeben hatte. Die Schwere und dieser Schmerz konnten nicht einfach durch die Anwesenheit der spirituellen Engelsfigur gelöst werden. Hier wird Teile-Arbeit unerlässlich. Wenn ein Teil eine schmerzhafte Last trägt, zieht sich das System um diese Last herum zusammen. Teile-Arbeit löst diese Blockade besonders gut. Claudia bat um Hilfe mit ihrem Schmerz und der Schwere, was ich durch Einzelarbeit im Rahmen der Großgruppe anbieten konnte.

Als wir die Einzelarbeit begannen, bat ich sie, ihre Aufmerksamkeit wieder auf die Schwere in ihrer Brust zu richten und deren Farbe und Form wahrzunehmen. Als diese klarer wurde, wurde ihr der Schmerz und die Verzweiflung bewusst, die in der Schwere enthalten waren. Das Bild nahm nach und nach die Gestalt eines kleinen Mädchens an, das in einem Zuhause, in dem ihre Mutter diese toxische Kriegsenergie in sich trug, völlig überfordert war. Claudia teilte mit, wie sie diese Phase der Arbeit erlebt hat:

Es war wie ein tieferer Teil des verletzten Kindes. Diese abgrundtiefe Verzweiflung. Der Teil am Anfang war nur ich als Kind, das verzweifelt schreit. Das Bild war nur die schwarzen Umrisse eines Körpers, der rote, schreiende Mund inmitten der roten Träne symbolisiert diese Verzweiflung und die enorme Trauer und den Schmerz.

Zuerst ist es schwierig, mit dem Kind in Kontakt zu kommen. Es wird nach und nach leichter. Wenn ich dann mit ihm in Kontakt bin, überwältigen mich die Gefühle. Ich weine, schreie, schluchze vor Schmerz.

Claudia begann mit der völligen Verzweiflung des kleinen Mädchens zu weinen, schreien und unkontrolliert zu schluchzen. In diesem Moment war sie vollkommen in dem kleinen Mädchen und seinen Gefühlen aufgegangen. Ich begann, auf eine sanfte Art zu arbeiten, um ihr zu helfen, sich wieder mit dem Selbst zu verbinden. Ich forderte sie auf, dem kleinen Mädchen zu sagen, dass sie mit ihm fühlte und seine Verzweiflung verstand. Ich fügte dann hinzu, dass sie dem Mädchen mitteilen sollte, dass sie ihm noch besser helfen könnte, wenn es Claudia nicht mit so viel Gefühl überflutete, sondern gerade genug, um ihr einen Eindruck zu geben, wie ihr zumute war. Allmählich beruhigte sich Claudia, als die Flut der Gefühle nachließ und sie das kleine Mädchen von einem ruhigeren Ort aus sehen konnte. Ich spürte, dass sie im Selbst/Herz war. An dieser Stelle des Prozesses – wenn das Selbst/Herz im Vordergrund ist und ich es mit einem intensiven Trauma zu tun habe – lade ich die Klientin oft ein, sich mit ihrer spirituellen Quelle zu verbinden. Wenn wir das voreilig tun, bevor der Teil wirklich geklärt ist, kann das Gleiche passieren, wie zuvor bei Claudia: Sie würde etwas Erleichterung verspüren, aber es wäre keine Heilung.

Ich erinnerte mich an das flüssige, goldene Licht aus ihrer früheren Arbeit, also schlug ich vor, dass sie eine Verbindung zu diesem Licht einladen könnte. Als sie sich mit dem Licht verband, wurde sie gegenüber dem kleinen Mädchen ruhig und liebevoll. Sie hatte das Gefühl, sie könnte jetzt mit dem kleinen Mädchen in der Szene des Traumas sein, so, wie das Kind es brauchte. Claudia erinnert sich so an dieses Erlebnis:

Ich nehme das kleine Mädchen an die Hand. Ich gieße heilsames goldenes Licht aus dem großen, göttlichen Herzen auf ihre und meine Hand. Ich bin selbst ein göttliches Wesen, ein Engel. Ich gieße das heilsame, göttliche Licht auf die Verbindung zwischen ihr und mir, auf unsere Hände. Es gibt ein sehr starkes Gefühl der Heilung – diese körperliche Verbindung des Kindes mit dem göttlichen Selbst/Herz. Ich bin mir der Verbindung unserer Hände bewusst und von jetzt an gehen wir Hand in Hand. Das Mädchen setzt sich auf meinen Schoß. Es genießt Wärme und Zärtlichkeit. Ich sage ihr, was ich fühle: »Du bist ein Geschenk. Du bist wunderbar.«

An dieser Stelle war sie deutlich tief in der heilsamen Selbst/Herzensenergie, die stark mit der göttlichen Quelle des goldenen Lichts verbunden war. Ich bat Claudia, dem kleinen Mädchen zu sagen, dass es nicht in jener Zeit verharren müsse und dass es Lasten von damals loslassen könnte. Später berichtet sie von ihren Erfahrungen:

Ich handle mit Tom aus, dass ich die Last meiner Mutter zurückgeben und bei ihr lassen soll. »Du musst diese Last nicht mehr tragen.« Große Erleichterung stellt sich ein, als die Last zurückgegeben wird. Ich fühle mich wie die Kinder auf der Karte: leicht, fröhlich, lebendig, voller Lebensfreude. Ich freue mich sehr. Das Motiv des Kindes, wie es Hand in Hand neben der Engel-Selbstenergie geht, begleitet mich noch Tage danach.

Claudia malte nach ihrer Erfahrung das folgende Bild. Der Engel war ihre spirituelle Ressource, das Herz stellte die Quelle des goldenen Lichts dar, das durch ihr eigenes Herz kam und mit der spirituellen Quelle verbunden war.

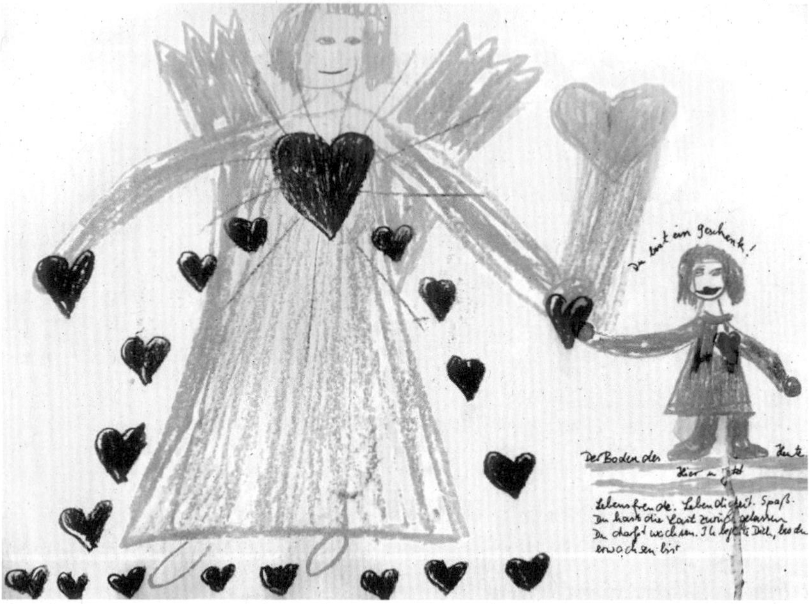
Du bist ein Geschenk!
Der Boden des
Heute
Hier u Jetzt
Lebensfreude. Lebendigkeit. Spaß.
Du hast die Last zurück gelassen
Du darfst wachsen. Ich begleite Dich, bis du erwachsen bist

Über dem kleinen Mädchen stehen die Worte: »Du bist ein Geschenk.« Mit diesen Worten fühlte sich das Mädchen zum ersten Mal in der Welt willkommen geheißen, ein Gefühl, das ihre Mutter ihr nie vermitteln konnte, da sie selbst schwer traumatisiert war. Das Kind steht auf zwei goldenen Linien, die Claudia »Boden des Hier und Jetzt« betitelt hat, was aus Claudias buddhistischer Perspektive stammt. Unter diesen Linien steht das Wort »Lebensfreude«, die sie spürte, nachdem das Kind seine Lasten loslassen konnte. Oft kann nach der Befreiung von Lasten eine neue Qualität in den Raum fließen, der von der Last eingenommen worden war. In diesem Fall geschah es spontan.

So konnte sich Claudias kleines Mädchen von der Last befreien, ihre Mutter glücklich zu machen und die Last des Kriegsleids zu tragen, das ihre Mutter ihr übertragen hatte.

Gleichzeitig entstand das tiefe Bedürfnis des Kindes, gesehen, wertgeschätzt und geliebt zu werden sowie Bindung zu erfahren durch seine Begegnung mit Claudia, die jetzt im Selbst/Herz zentriert war. Eine große, liebevolle Präsenz war bei dem kleinen Mädchen, symbolisiert durch den Engel und das flüssige. goldene Licht, das auf dem Bild grau ist.

Als ihre Heilarbeit zu Ende ging, wollte ich für Claudia eine Brücke bauen, um in ihrem Alltag mit diesem Teil und ihren Heilungsressourcen verbunden zu bleiben. Ich fragte sie, wie sie das machen konnte, wenn sie wieder zu Hause ist. Als sie darüber nachdachte, kam ihr die Eingebung, Bilder aus dieser Sitzung auf ihren Altar zu stellen.

Hier ein Bild:

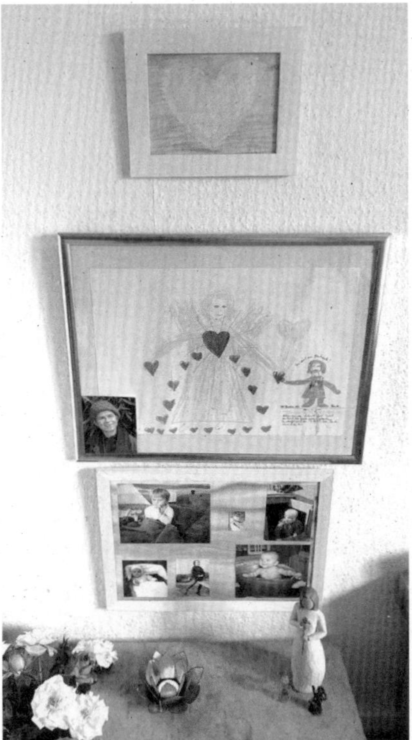

Das Herz auf dem Bild oben stammt aus der ersten Sitzung, die im vorangegangenen Kapitel beschrieben wurde, und symbolisiert die goldene Heilenergie, die sie erfahren hat. Darunter der Engel, der sich mit dem Kind aus dieser Heilerfahrung verbindet. In der Ecke ein Foto ihres buddhistischen Lehrers Thich Nhat Hanh. Darunter sind Fotos von ihr in verschiedenen Altersstufen, als Baby, Kleinkind und im Grundschulalter. Dies hilft ihr, sich mit liebevoller Güte an ihre kindlichen Teile zu erinnern. Die weiße Figur auf dem Altar ist das kleine Mädchen aus ihrer Einzelarbeit im vorangegangenen Kapitel.

Normalerweise lade ich die Menschen zum Abschluss dieser Art von Heilarbeit ein, darüber nachzudenken, was sie in ihren Alltag einbauen könnten, um mit ihrer inneren Arbeit in Verbindung zu bleiben. Claudias Altar ist ein gutes Beispiel dafür. Er steht an einem Ort in ihrem Haus, an dem sie regelmäßig meditiert. Auf diese Weise hat sie die neue Dimension aus ihrer letzten Arbeit in ein Muster täglicher Praxis und Erinnerung eingebaut. Einige Monate nach ihrer Sitzung berichtet Claudia dies:

> *Ich sitze jetzt täglich vor dem Altar und übe, mich auf die heilsame Energie verbundener Hände einzustimmen. Da ist eine starke Kraft, wenn ich mit heilsamer Selbstenergie verbunden bin. Ich übe täglich, um die Zeit in der Verbundenheit zu verlängern.*

Wenn ich darüber nachdenke, was dieses Mal bei der inneren Arbeit am wirksamsten war, spüre ich, dass es die Klärung des kindlichen Anteils war, der so viel Schmerz aus der Erfahrung mit der traumatisierten Mutter trug, und wie sie diesem Teil von ihrem Selbst/Herz aus und mit ihrer spirituellen Quelle verbunden begegnete. Für sie war der Schlüsselmoment der, als ich sie daran erinnerte, sich mit dem flüssigen, goldenen Licht zu verbinden, das in ihrer früheren Einzelarbeit anwesend war. Sobald sie sich mit diesem Licht wieder verbunden hatte, floss ihr Heilungsprozess von selbst.

Spirituelle Praxis besteht vor allem darin, sich rückzuverbinden mit etwas, zu dem wir den Kontakt verloren haben, und von dem wir eigentlich wissen, dass es da ist. In den Worten des Teilearbeitsprozesses ist es wichtig, alle reaktiven Teile zu klären, bevor wir Verbindung zu einer spirituellen Quelle einladen, damit das Selbst/Herz in den Vordergrund kommen und die Blockade sich lösen kann. Diese Arbeit mit Teilen ist entscheidend, da sonst der Zugang zum verbannten Teil für die spirituelle Kraftquelle durch die Blockade der reaktiven Teile versperrt ist.

Verankerung im Selbst/Herz ermöglicht spiritueller Energie, ungehindert zum Teil zu fließen und tiefe Heilung zu ermöglichen. Auf diese Weise unterstützen sich Teile-Arbeit und die spirituelle Verbindung einer Person gegenseitig. Claudia berichtet aus ihren Aufzeichnungen, was am heilsamsten war:

1. *Das Bild, auf dem ich flüssiges Gold aus dem goldenen Herzen auf meine Hände gieße und auf die Hände des kleinen Mädchens.* ***Dieses Bild ist die Essenz der Heilung.***
2. *Die Verbindung zu Tom, die für mich so sehr spürbar war in der Arbeit. Verbindung ist heilsam. Auch die Erfahrung, dass die Bindung bleibt, obwohl wir einander zweieinhalb Jahre nicht gesehen haben.*
3. *Dankbarkeit für die Verbindung, für den Heilungsprozess, für die Gruppe, und für das, was jede Einzelne beigetragen hat zu diesem Feld, das ich als sehr stimmig, wohlwollend und wachstumsfördernd erlebt habe.*

Ich bin dankbar für diese Möglichkeit meiner *Healing the Healer*-Gruppen. In diesem Feld wird wegen der Selbst/Herzensenergie, die sich in diesen Gruppen verdichtet, in recht kurzer Zeit sehr viel möglich. Claudias Arbeit zeigt auch, wie Lasten von Kriegstraumata über Generationen übertragen werden können. Die IFS-Arbeit ist ein kraftvoller Weg, diese Lasten loszulassen, die oft ein gesamtes Leben über von kindlichen Teilen getragen werden. In der gegenwärtigen Weltlage mit dem aktuellen Kriegsgeschehen in der Ukraine und den vielen anderen Kriegsschauplätzen gibt es zehn- oder sogar hunderte von Millionen Menschen, die mit aktuellen Lasten überfrachtet sind, hinzu kommen jene, die die Lasten vergangener Kriege tragen. Es ist interessant, dass ich Claudia vor mehr als zehn Jahren als Teilnehmerin eines Workshops kennenlernte, in dem es um Kriegswunden ging, den ich zusammen mit einem vietnamesischen Mönch und einem deutschen Kollegen hielt. Die Veranstaltung fand in einem Thich Nhat Hanh-Retreat Zentrum statt mit deutschen, vietnamesischen und US-amerikanischen Teilnehmenden. Ich bin sehr dankbar dafür, dass wir Jahre später den Heilungsweg, der damals begonnen hatte, vertiefen konnten.

Anregungen für den Gebrauch der Inner Active-Karten zur Erkundung von Teilen und Ressourcen

Eine Kartenübung ist als Einstieg in die Arbeit mit Kleingruppen geeignet und für Teile-Arbeit insgesamt. Die Karten können auch in der Einzelarbeit verwendet werden. Es ist gut, drauf hinzuweisen, dass es darum geht, was die Karten jeweils für einen selbst bedeuten und nicht um das, was die Therapeutin oder ein anderes Gruppenmitglied zur Bedeutung der Karte sagt.

Optionen für die Auswahl der Karten

- Lassen Sie jede Person vier bis sechs Karten auswählen; oder
- Überlassen Sie es den Teilnehmenden, Karten zu wählen, die sie gerade ansprechen; oder
- Bitten Sie die Teilnehmenden, vier bis sechs Karten nach der folgenden Anleitung auszuwählen:
    - Jede wählt eine oder zwei Karten, die mit einer Schwierigkeit im aktuellen Leben zu tun hat,
    - sowie eine Karte, die für eigene Stärke und Kompetenz steht,

- eine oder zwei Karten, die eine spirituelle oder Selbst/ Herz-Ressource darstellen, auf die sie zurückgreifen können.

✣ Eine komplexere Art dieser Übung besteht darin, Karten auswählen zu lassen, die sich auf ein persönliches Ziel beziehen. Dies erfordert mehr Klärungszeit, und es kann sein, dass mehr Karten dabei gezogen werden müssen. Hier einige Optionen:

- Karten, die widerspiegeln, wie sie sich gerade fühlen,
- Karten, die widerspiegeln, wie sie gerne sein möchten,
- Karten, die Hindernisse in Bezug auf dieses Ziel widerspiegeln,
- Karten für Ressourcen, die da sind und helfen, dieses Ziel zu erreichen.

✣ **Schritte für die Gruppenarbeit**

- Lassen Sie die Teilnehmenden Kleingruppen von vier bis sechs Personen bilden.
- Jede Gruppe legt alle Karten offen in die Mitte der Gruppe.
- Jede Teilnehmerin wählt vier bis sechs Karten gemäß den Anregungen aus.
- Die Teilnehmenden legen ihre ausgewählten Karten bei der Auswahl offen vor sich hin, damit andere Gruppenmitglieder sie sehen können. Wenn mehrere die gleiche Karte auswäh-

len, kann die Karte durch eine leere Karte als Platzhalter ersetzt werden. Beim Mitteilen kann die gewählte Karte zurückgegeben werden.

- Wenn alle Karten ausgesucht haben, kommen alle übriggebliebenen Karten zurück in die Schachtel, um Ablenkungen zu vermeiden.
- Pro Person empfehle ich etwa fünf Minuten, um mitzuteilen, was ihre Karten für sie bedeuten. Die Zeit kann sehr unterschiedlich erscheinen, je nachdem, wie sehr jemand in die Tiefe geht. Es ist gut, daran zu erinnern, dass es keine »richtige« Bedeutung der Karten gibt.
- Wenn eine Teilnehmerin sich mitgeteilt hat, kann sie die Gruppe einladen, Fragen zu stellen oder etwas zu sagen, wenn sie das möchte. Gruppenmitglieder kommentieren oder interpretieren die Karte dabei nicht (das kann besonders für Therapeutinnen sehr schwierig sein).

✣ **Um die Übung zu vertiefen** können Sie nach der Mitteilungsrunde dazu anregen, eine Landkarte des eigenen inneren Systems zu erstellen oder die Mitteilungen zur Kartenübung als Ausgangspunkt für innere Arbeit verwenden.

✣ **Weitere Informationen** zur Verwendung der *Inner Active*-Karten finden Sie auf der Website von Sharon Sargent Eckstein unter http://www.inneractivecards.com/

5

Heilung eines traumatisierten verbannten Anteils

Als ich dieses Buch für die Veröffentlichung vorbereitete, besuchte ich Sharon Sargent Eckstein, die Illustratorin des ersten Buches »Reisen in die Innenwelt« und Gestalterin der vielseits geschätzten Karten für die Teile-Arbeit. Sharon leidet seit über fünfzig Jahren an einer schweren Autoimmunerkrankung, die im Lauf der Jahre mehrere Operationen erforderte und zu chronischen Schmerzen geführt hat.

Ich war gerade von meinem einmonatigen Aufenthalt in Europa mit mehreren Veranstaltungen zurückgekommen und freute mich sehr, sie und ihre Schwägerin, Jane Eckstein, zu treffen, die die Layoutarbeiten für dieses Buch übernahm. Sharon sollte sich zwei MRT-Untersuchungen unterziehen und war dadurch in eine Angstspirale geraten. Sie hatte eine Ahnung, welcher Teil diese Angst auslöste, und bat mich, ihr bei der Heilung dieses mutmaßlich verbannten Anteils zu helfen. Durch unsere frühere Arbeit war ich bereits mit der Dynamik ihres inneren Familiensystems vertraut. (Sharon kam im ersten Buch über Teile-Arbeit unter dem Pseudonym Joan vor.) Nun schließe ich ihren Bericht über ihre Erfahrung der inneren Arbeit an:

Sharon: ***Ich hatte neue Schmerzsymptome, Taubheit und Kribbeln im linken Arm und seit Kurzem auch im Nacken, im Kopf und im rechten Arm, weswegen ich an einen Neurochirurgen überwiesen wurde. Nach der Untersuchung wurden für mich zwei aufeinanderfolgende Termine für MRTs meiner Wirbelsäule angesetzt: zervikal und lumbal. Allein der Gedanke an die Prozeduren der MRTs löste Klaustrophobie und Panik in mir aus. Ich musste den oder die Teile heilen, die diese Reaktionen auslösten, anstatt ihre Schreie mit Medikamenten zum Verstummen zu bringen. Ich fand auf YouTube einen Beitrag von Tara Brach mit dem Titel »Deine Beziehung zur Angst verwandeln«, und beim Zuhören wurde mir klar, dass ich einen oder mehrere verbannte Teile hatte, die ein schweres Trauma trugen. Die MRTs waren ein Auslöser, die den oder die verbannten Teile aktiviert hatten. Tara arbeitet mit der RAIN-Methode, die aus den Schritten registrieren*** (recognize), *annehmen* (allow), *interessiert erforschen* (investigate) *und nähren* (nurture) *besteht. Durch Taras Anleitung entdeckte ich, dass es mein physischer Körperanteil Mae war, der dieses Trauma und diesen Schmerz trägt und deswegen verbannt worden war.*

Diejenigen von euch, die unser erstes Buch »Reisen in die Innenwelt« gelesen haben, erkennen vielleicht Mae wieder, den Teil von Sharon, der die Erfahrung ihrer Krankheit verkörpert. Der wesentliche Aspekt von Sharons früher Teile-Arbeit vor zwanzig Jahren war es, sie aus der Verbannung zu holen. Ihr kriegerischer Teil wollte nichts mit Mae zu tun haben und es bedurfte beträchtlicher Verhandlung und einer spirituellen Kraftquelle, Sophia, um ihre Anerkennung zu gestatten, die für Sharon ein Schlüssel zur Erkenntnis ihres Gesundheitszustandes war. Danach konnte sie ihr Leben anpassen und mehr Raum für Heilung und Ruhe schaffen. Heute, zwanzig Jahre später, lebt Sharon bereits viel länger als die meisten Menschen mit ihrer Krankheit. Sie fordert weiterhin ihren Tribut von Sharons

Körper und führte zu mehreren Operationen und sogar Nahtoderfahrungen. Es scheint, dass Mae das gesammelte Schmerzgedächtnis trägt, das die anderen Teile nicht ertragen konnten, sodass sie erneut in die Verbannung geschickt wurde. Sharon teilt ihre Erlebnisse folgendermaßen mit:

> ***Sharon:*** *Ich entdeckte auch die Angst anderer Teile vor ihr. Ich wusste, dass Mae aus der Verbannung geholt und zurück in den Kreis meiner Teile gebracht werden musste, wo sie sich geliebt und genährt fühlen konnte. Ich konnte diese Wahrheit spüren, wusste aber, dass ich Tom und meine Schwägerin Jane brauchte, um den Prozess zu unterstützen und zu bezeugen und um ihm eine Form und ein Gefühl der Vollendung zu geben.*

Teile-Arbeit mit Tom und Jane

> ***Sharon:*** *Tom kam um zwei Uhr nachmittags zu mir nach Hause. Jane war schon da, und wir fingen gleich an. Ich sagte, dass ich wüsste, dass Mae, der Teil, der für meinen physischen Körper stand, nicht nur meine physische Krankheit trägt, sondern auch das schreckliche Trauma von über 80 Operationen, von denen die traumatischste die neunstündige beidseitige Operation meines Kiefergelenks in Texas war, während der ich fünf Tage lang ohne Schmerzmittel wach gehalten wurde, da Blutgerinnsel meine Atemwege blockierten und ich wach und aufmerksam genug bleiben musste, um einen Schlauch in meine Nase einzuführen, um sie abzusaugen.*
>
> *Der Chirurg war als Feldchirurg in Vietnam gewesen und sehr erfahren darin, das Gesicht eines Soldaten, der in der Schusslinie gewesen war, wieder zusammenzusetzen. Während der fünf Tage meines Schlafentzugs halluzinierte ich, ein solcher Soldat zu sein. Mein Gesicht war zerschossen worden, ich lebte aber noch und lag in hohem, nassem Gras,*

während überall um mich herum Mörsergranaten explodierten. Es war so echt. Die Qual dauerte den ganzen Tag, aber als ich »aufwachte« und auf die runde klassische Uhr blickte, die vor meinem Bett stand, war keine Minute vergangen. Ein weiteres traumatisches Ereignis war eine Knieoperation, während der ich aufwachte und Schmerzen spürte, aber weder sprechen noch mich bewegen konnte, um es dem Chirurgen zu sagen. Mein Gesicht war von einem Papiertuch bedeckt.

Der Anfang der Arbeit mit Mae bestand darin, dass Jane und ich die Leidensgeschichte bezeugten, die Sharon/Mae ertragen musste. Manche Teile von ihr wollen sie nicht als Weichei sehen oder wie sie »sich selbst bedauert«, also wurden diese Geschichten selten erzählt. Sharon fährt fort:

Sharon: *Es gab viele weitere Fälle, darunter ein einmonatiger Aufenthalt im Universitätsklinikum von Ann-Arbor, Michigan im Jahr 1984, als man mir Morbus Still diagnostizierte. Mein damaliger Medikamentenplan wurde abgesetzt und die täglichen 30 Milligramm des Medikamentes Prednison ausgeschlichen. Da ich mich drei Autostunden entfernt auf der anderen Seite des Bundesstaats befand, konnte mein Mann Brian mich nicht besuchen. Er rief täglich an, kam aber nur einmal vorbei. Brian arbeitete in einem anspruchsvollen Job und hatte fünf Katzen zu versorgen. Ich fühlte mich verlassen, allein und viele Male wie gefoltert und missbraucht durch die vielen Tests, Proben und Untersuchungen, die ich vom medizinischen Personal der Studierenden über mich ergehen ließ. Letztendlich hat der Aufenthalt in Ann Arbor mir das Leben gerettet, sodass ich das Trauma verdrängte und meinem Gesicht ein Lächeln aufsetzte.*

Für diejenigen von uns, die Sharons Reise kennen, ist ihre Fähigkeit, den Großteil ihres Erwachsenenlebens mit Schmerz umzugehen, ein Wunder. Als ihre Gesundheit sich verschlechterte, fand sie immer wieder

Möglichkeiten, die halfen, damit umzugehen, wie in den letzten Jahren die Lehren von Pema Chödrön. Als sie sich im Jahr 2016 von einer Fußoperation erholte, meldete Sharon sich für einen fünfwöchigen Buddhismus-Onlinekurs mit ihr an. Und sie las Pemas Bücher, vor allem »Wenn alles zusammenbricht«. Manchmal können aber wichtige Bewältigungsstrategien wie diese dazu beitragen, dass Teile, die Schmerz tragen, verbannt werden. Da der angesammelte Schmerz und das Trauma Sharons System überforderten, wurde Mae vor einigen Jahren wieder verbannt. An diesem Zeitpunkt der Sitzung war klar, dass sie dringlichst gesehen und gehört werden musste. Sharon schien bereit, sich mit unserer Unterstützung Mae zuzuwenden und sie erzählen zu lassen:

> ***Sharon:*** *Tom ließ mich Verbindung zu Mae aufnehmen und sie fragen, wie sie sich fühlte. Sie war an dem Punkt nicht mehr imstande, mit den chronischen Schmerzen, der ungewissen Zukunft und der Verlassenheit, fertigzuwerden.*

An dieser Stelle fragte ich sie, ob der Schmerz eine Farbe oder Form habe, wie ich es oft bei heftigen körperlichen Zuständen mache, damit die Klientin etwas Abstand von ihnen bekommt. Ich spiegelte auch, dass Mae ihr Schmerzgedächtnis für sie trug, um Sharon warnen zu können, wenn Gefahr drohte. Ich schlug ihr jedoch auch vor, Mae wissen zu lassen, dass es möglich sei, diese Schmerzerinnerungen loszulassen, wenn sie dies wünschte, um Samen für die nächsten Schritte zu säen. Es war hilfreich, die Schmerzen eine Form annehmen zu lassen und es ging weiter.

> ***Sharon:*** *Mae fühlt sich, als ob Messer in ihrem Rücken, ihren Hüften, Beinen, Gelenken und in ihrem Nacken stecken würden und als ob niemand ihre Hilferufe hören würde.*

Nun hatte der Schmerz eine Form angenommen und es war möglich, die Erinnerungen im Schmerzgedächtnis loszulassen. Ich wusste auch, dass

Sharon viele spirituelle Führungsquellen hatte, also fragte ich sie, ob sie eine von ihnen herbeirufen möchte.

> ***Sharon:*** *Tom fragte mich, ob ich spirituelle Führung einladen möchte, um Mae zu helfen. Es kam Luna, eine Native American, die in meinem Kartenset abgebildet ist. Sie zog die Messer aus Maes Körper und heilte ihre Wunden.*
>
> ***Tom:*** *Dieser Teil der Arbeit nahm etwas Zeit in Anspruch, geschah aber von selbst, sobald die spirituelle Kraftquelle, Luna, anwesend war. Ich fragte, was mit den Messern passieren solle, nachdem sie entfernt wurden und Maes Wunden geheilt.*
>
> ***Sharon:*** *Luna nahm die Messer und ließ Strahlen von Mondlicht darauf scheinen, was sie in Goldstücke verwandelte. Ich sagte Tom, dass ich nicht wüsste, was ich mit den Goldstücken machen sollte. Er schlug vor, sie in Goldstaub verwandeln zu lassen.*

Da die Stücke aus Gold waren, hatte ich die Eingebung, sie könnten sich nun in goldenes Licht verwandeln, das in diesen Heilungsszenen so oft gegenwärtig ist.

> ***Sharon:*** *Sobald er das sagte, kam der Strom goldenen Lichts, den ich schon von früheren Sitzungen mit Tom kannte, und nahm den Goldstaub mit. Eindrücklich schön wirbelte er um Mae herum und erhob sie aus der Verbannung in den Kreis meiner Teile hinein. Sie wurde wieder willkommen geheißen, selbst vom kriegerischen Teil. Und ich konnte spüren, wie Angst und die Last des Traumas meinen Körper verließen.*

Dies alles ging schnell, wie so oft, wenn dieses goldene Licht anwesend ist. Weil Sharon schon mit der Arbeit vertraut war, holte sie selbst Mae aus der Verbannung und in den Kreis ihrer Teile hinein.

Sharon: *Am nächsten Tag nahm Brian mich mit auf unserem Geländebuggy zu einem Ausflug durch unseren Wald, in dem die Herbstblätter, besonders der Hickory-Bäume, golden glänzten. Irgendwann musste Brian in den Wald gehen, um einen Gemarkungspfahl unseres Grundstücks zu überprüfen und ich blieb im Fahrzeug, und nahm Verbindung mit dem Wald auf. Der Wald sagte mir, dass Mae nicht länger von meinem bewussten Gewahrsein getrennt war, sodass ich mich als Teil davon fühlen konnte: der Wald war so warm und beruhigend. Mae und ich werden von der ganzen Schöpfung, der ultimativen* sangha, *unterstützt und geliebt und können ohne Angst und Panik vollständig entspannen, sogar wenn wir ein paar MRTs vor uns haben.*

Menschen, die durch entsetzliches Trauma gegangen sind, haben durch Heilungserfahrung manchmal Zugang zu tief mystischen Zuständen. Vielleicht, weil alle unbedeutenderen Sorgen unseres täglichen Lebens vom Schmerz weggebrannt werden und er sich im weiten Herzensraum auflöst. Für mich ist das goldene Licht eine Manifestation des Gefühls tiefer Einheit und Verbundenheit. Dieses Fallbeispiel ist eine Erinnerung daran, dass Teile, die einmal befreit worden sind, unter Umständen wieder verbannt werden können. Die innere Arbeit ist nie zu Ende, vielmehr ist sie ein fortlaufender Entwicklungsprozess.

Eine persönliche Anmerkung

Ich möchte mich hier auch bei Sharon für ihren Mut und ihre Kreativität angesichts so vieler Schmerzen bedanken – Schmerzen, die die meisten von uns überwältigen würden. Trotz ihres Gesundheitszustandes hat sie nicht nur das Buch »Reisen in die Innenwelt« illustriert, sondern auch die Karten, die zur Heilung so vieler Menschen weltweit beitragen. Außerdem hat sie gerade einen Roman beendet. Sie brauchte ein kreatives

Ventil, als ihre Hände ihr das Zeichnen erschwerten, entwickelte jedoch auch eine neue, von Zen beeinflusste Herangehensweise an das Zeichnen. Janes Photoshopkünste erweckten diese Illustrationen zum Leben. Auf meiner Website werden Sie demnächst einen Link dazu finden, sobald der Roman draußen ist.

Ich möchte auch Sharons Mann Brian erwähnen, der ihr ein stetiger Begleiter war in diesen Jahren, in denen sie viele Kämpfe um ihre Gesundheit durchgemacht hat, insbesondere in dieser Zeit mit Covid. Ich bin Brian dankbar, dass er Sharon dabei unterstützt hat, ihre Gaben mit der Welt zu teilen, ebenso wie meine Frau Lauri die Verbreitung meiner Arbeit in der Welt fördert.

Nachtrag:

Sharons MRT verliefen reibungslos. Sie fühlt sich ruhig und von ihren Teilen, ihren Freunden, und insbesondere dem Wald unterstützt. Erst nahm sie das angstlösende Medikament ein, dass ihr verschrieben wurde, hielt es dann aber für unnötig und bedauerte die Verwirrung, die es verursachte. Zwei Tage nach der Untersuchung sah sie eine Folge der Dokumentationsreihe Nova im Sender PBS (Public Broadcasting Service) an, in der die Gehirnaktivität von Patienten nach der Einnahme halluzinogener Drogen im MRT gemessen wurde.

> ***Sharon:*** *Vor der Teile-Arbeit mit Tom löste selbst der Anblick einer Person, die ein MRT durchläuft, eine Panikreaktion bei mir aus. Diesmal konnte ich mir sogar vorstellen, dass ich es war, die den geschlossenen Scanner betrat, und ich blieb ruhig und hatte keine Angst. Aus meiner neuen Perspektive hielt ich es sogar für eine gute Praxis. Es hat sich definitiv etwas geändert.*

6

Eine ausgedehnte Reise zur Heilung von Kriegstraumata

Die meisten Kapitel dieses Buches beschreiben besondere Heilungsmomenten in Einzelsitzungen, die aufzeigen, wie Spiritualität den Teilearbeitsprozess unterstützt. Chadys Reise zeigt, dass selbst diese besonderen Momente nicht den Abschluss der Arbeit bedeuten. Um Lasten vollständig loszulassen, muss Heilungsarbeit oft über einen längeren Zeitraum fortgeführt werden. Dieses Kapitel erzählt ausführlicher von einem Prozess, bei dem sich die Heilung nach anfänglicher innerer Arbeit weiter entfaltete, wie es meist bei regelmäßigen Therapiesitzungen vorkommt.

Seit den letzten fünf Jahren biete ich meine *Healing the Healer*-Arbeit auch zur Unterstützung von Fachkräften für psychische Gesundheit im Mittleren Osten an, die mit Geflüchteten aus den Kriegen in Syrien und im Irak arbeiten. Einer der besonderen Menschen, mit denen ich im Mittleren Osten zusammenarbeiten durfte, ist Chady Rahme, ein Psychologe aus dem Libanon. In den letzten Jahren nahm er selbst regelmäßig Teilearbeitssitzungen, in einer Zeit einschneidender Ereignisse in seinem Leben. Seine Heilungsreise gibt uns Einblick in die Entwicklung der Arbeit. Da ich seine Sitzungen nicht aufgezeichnet hatte, bat ich ihn, aus der Erinnerung zu erzählen. Auch hier begegnet uns wieder ein gutes Beispiel für die Rolle von Spiritualität im Heilungsprozess.

Chadys nimmt sich bei seinem Bericht Zeit, den Kontext seiner Erfahrung sichtbar zu machen. Es ist gleichzeitig eine Erinnerung daran, dass alle innere Arbeit in einem sozialen und gesellschaftlichen Umfeld stattfindet, das das Leben prägt und weiterhin Auswirkung darauf hat, wie sich die Arbeit nach Beginn des Heilungsprozesses entfalten wird. Hier also Chadys Geschichte:

> *Zum Hintergrund: Ich wurde im Libanon geboren, einem Land, das seit 1958 immer wieder unter gewalttätigen Konflikten gelitten hat, sowohl im Inneren als auch im Äußeren. Im Jahr vor meiner Geburt, 1975, begann ein Bürgerkrieg. Seitdem litt das Land unter gewaltsamen Auseinandersetzungen zwischen verschiedenen sektiererischen Gruppen, zwischen einigen sektiererischen Gruppen und syrischen Streitkräften sowie anderen sektiererischen Gruppen und israelischen Truppen. Im Jahr 1990 besetzten syrische Streitkräfte den Libanon bis ins Jahr 2005. Die syrische Besatzung hatte die Zusammenstöße beendet, ohne jedoch den Konflikt zu beenden und die »Befreiung« von der syrischen Besatzung im Jahr 2005 führte im Land zu vielen politischen Konflikten, die einen weiteren Zyklus von politischer, sozialer und wirtschaftlicher Instabilität auslösten.*
>
> *Ich wuchs in einer christlichen Familie auf und war für mein Alter politisch sehr sensibilisiert. Schon als Kind träumte ich davon, Frieden in der Region zu schaffen: auf persönlicher Ebene, auf der Ebene von Familien, Gemeinschaften, religiösen Gruppen und Ländern (man kann sich vorstellen, welches Ausmaß es auch an familiären Konflikten unter diesen frustrierenden Bedingungen gab). Ich erinnere mich an eine Nacht, als ich 15 Jahre alt war, und mein Geist zu beschäf-*

tigt, als dass ich schlafen konnte. Plötzlich traf mich ein Hoffnungsschimmer, und ich stand auf, ging zu meiner Mutter und Schwester und sagte zu ihnen: »Ich weiß, was ich tun will. Ich will Therapeut werden und Menschen helfen, zu heilen.«

Als ich Tom Holmes kennenlernte, war ich bereits seit über 15 Jahren als Psychotherapeut tätig. Die Heilungsgeschichte, die ich erzählen werde, enthält einige der wichtigsten Wendepunkte, sowohl auf meiner persönlichen Heilungsreise als auch in meiner Karriere.

In meiner ersten Sitzung bei Tom wollte ich mit einem aufschiebenden Persönlichkeitsteil arbeiten, der die Dinge immer bis zum letzten Moment aufschiebt, zur Nachlässigkeit neigt und das System insgesamt verachtet. Er saß vor dem PC und sagte: »Nee, nicht jetzt« und tat einfach nichts. Dieser Teil wurde von einem Richter kritisiert, der sagte: »Du musst anfangen! Sonst wirst du wütend und dann kommt der drachenähnliche Teil in dir hervor und giftet deine Söhne und deine Frau an, dass sie dich die Arbeit beenden lassen sollen …!« Ich war bereits mit Teile-Arbeit und den inneren Kritikern vertraut. Als wir in einer Gruppenübung begonnen hatten, Teile einzuladen, zu entspannen und mehr im Selbst zu sein, nahm sich der Richter nur eine kurze Auszeit, in der er mich zwar mit dem aufschiebenden Teil arbeiten ließ, wobei ich aber so schnell wie möglich vorwärtskommen sollte.

Anschließend sagte mir der Aufschieber, dass er nicht ans System glaubte, dass alles nutzlos oder bedeutungslos sei. Er war voller Hoffnungslosigkeit, Unfähigkeit, mit einer Mischung aus Traurigkeit und Verzweiflung. Tom fragte den Aufschieber, ob er uns diesen Teil zeigen könnte, und ich sah daraufhin einen kleinen Jungen im Keller (es war nicht wirklich ein Keller, sondern ein Ort im Gebäude, der sich zwischen den einzelnen Wohnungen befand, an dem wir uns während der Bombenangriffe versteckten). Das Kind war um die sieben, acht Jahre alt und erlebte eine Mischung von Angst, Verzweiflung und Hilflosigkeit. Tom fragte mich, ob ich das Kind sehen könnte und wo in sich es diese Hilflosigkeit festhalte. Ich sah sie als dunkle Materie in seinem Hals. Hier fragte mich Tom, ob ich eine spirituelle Quelle einladen möchte, um bei dem Kind zu sein. Ich rief die Jungfrau Maria an, zu der das Kind früher eine besondere Verbindung hatte.

Wenn ich dies lese, ist mir bewusst, dass ich ziemlich schnell dazu übergegangen bin, eine spirituelle Quelle zur Unterstützung seiner inneren Arbeit einzuladen. Soweit ich mich erinnere, hatten wir in der Sitzung recht lange gebraucht, um zum verbannten kleinen Jungen vorzudringen. Mir war bewusst, dass die Zeit begrenzt war und eine spirituelle Quelle dazu beitragen konnte, die Arbeit mit verbannten Teilen zu verstärken. Ich wusste auch, dass Chady eine starke Verbindung zu seinem spirituellen Leben hatte.

Als Maria in diese Szene kam, hielt sie das Kind in einer Lichtkugel und den ganzen Korridor-Keller, in dem es war, und es entspannte sich. In sehr kurzer Zeit ließ es die dunkle Materie oder den Rauch in seiner Kehle los und bat Maria um etwas von dem Licht, um es zu ersetzen. Am Ende der Sitzung spürte ich Entspannung im System, und ich war froh, einen Teil der Beziehung zu Maria wieder zu spüren. Ich muss jedoch zugeben, dass viele Dinge in mir vorgingen: Kann es so einfach sein? Und zu Tom sagte ich im Stillen, du musst etwas vorgetäuscht haben, um den Prozess zu erleichtern – immerhin war es eine Demo. Und glaubst du, der Aufschieber wird jetzt aufhören? Wie bist du bei dem Kind gelandet und was hat das alles damit zu tun? Ich hatte Fragen im Hinterkopf. Jetzt ist mir klar, dass dies meine rationalen und skeptischen Teile waren, die mir nur begrenzt vertrauten. Sie waren da, aber immer noch in einem Zustand der Ruhe und Ehrfurcht über das, was geschehen war.

Diese Art skeptischen Hinterfragens am Ende einer Sitzung ist etwas ganz Typisches, wenn jemand zum ersten Mal innere Arbeit erlebt, besonders, wenn durch spirituelle Unterstützung etwas recht schnell passiert. Wenn ich in der Sitzung Zeit habe, überprüfe ich nach der Arbeit mit einem Verbannten wie Chadys kleinem Jungen, ob andere Teile, die gewartet haben, die Arbeit beobachtet haben. In solchen Momenten tauchen oft skeptische Stimmen auf, die ich in dann begrüße und denen ich für ihren Beitrag danke. Ich erkenne sie und ihre wichtige Aufgabe an, skeptisch zu sein und lade sie zur Beobachtung der Ergebnisse ein, wie hier zum Aufschieben. Ich war froh, dass Chady angefangen hatte, mit diesem kleinen Jungen Kontakt aufzunehmen und dass er etwas Heilung erfahren konnte und nicht länger verbannt war. Ich war mir jedoch recht sicher, dass dies nicht das Ende der Geschichte war.

Ein oder zwei Monate nach dieser Sitzung ereignete sich in Beirut etwas Schreckliches. Im Hafen von Beirut kam es zu einer Explosion, bei der riesige Mengen Ammoniumnitrat explodierten und Hunderte von Menschen getötet und Tausende verletzt wurden. Freunde kamen auf mich zu und baten mich, den Menschen zu helfen, die wegen der Explosion in Not waren, aber ich fühlte eine Mischung aus Wut, Taubheit und Verzweiflung, die mich abhielt, mich an der humanitären Hilfe zu beteiligen. Einige meiner Teile weigerten sich, dorthin zu gehen, wo die Explosion stattgefunden hatte. Ich hatte das Gefühl, dass ich warten musste, um klarer zu sehen, was ich tun konnte. Ich erinnerte mich an viele Explosionen, die in meiner Nachbarschaft stattfanden, als ich ein Kind war.

Wir hatten ein virtuelles Treffen unserer IFS-Kleingruppe mit Tom. Ich erinnere mich, dass ich damals zu ihm gesagt habe: Ich fühle mich blockiert, als würde die Luft nicht bis nach unten in meinen Bauch kommen. Etwas blockiert meinen Atem."

Ich bin so dankbar, dass wir zu diesem Zeitpunkt ein Treffen vereinbart hatten. Es ermöglichte uns, einen tiefer verbannten Teil zu finden, der durch die Explosion im Hafen von Beirut aktiviert worden war. Chady ist jemand, der in einer solchen Situation leicht anspricht, also wusste ich, dass einige Schlüsselanteile in ihm aktiviert worden waren.

Tom bat mich, die Stelle auszumachen, an der ich die Blockade in meinem Körper spürte. Es war in meinen Gedärmen, im Oberbauch. Ich erinnere mich, dass ich in diesem Moment zitterte und Angst in meinem ganzen Körper spürte. Viele Teile erschienen zusammen, aber im Zentrum war ein Kind auf dem Dach, das wegen einer Explosion weinte, die in unserer Nachbarschaft stattgefunden und vielen Kindern das Leben gekostet hatte. Diese Explosion fand 1985 statt, als ich neun Jahre alt war. Es war das erste Mal, dass eine Autobombe in ein ziviles Wohngebiet eingeschleust worden war, und sie ging zu dem Zeitpunkt hoch, als die Kinder auf dem Nachhauseweg von der Schule waren. Ich erinnere mich, dass die Explosion sehr nahe war und mich fast umwarf. Dieser kindliche Teil von mir, der die Erinnerung daran trug, dass ich der Explosion nahegewesen war und die Zerstörung gesehen hatte, befand sich auf dem Dach des Gebäudes, in dem ich aufgewachsen war. Ich war nach der Explosion aufs Dach gestiegen, um zu weinen und die Kinder, die in den Tod gerissen worden waren, zu betrauern.

Jetzt sah ich diesen Jungen weinen und Jesus dafür anklagen, dass er dies alles zugelassen hatte. Die Bilder, das viele Blut, alles war so lebendig. Auf diesem Dach waren viele meiner Teile gleichzeitig anwesend: Ein Teil, der dachte, ich habe kein Recht, glücklich zu sein, wenn andere leiden, ein anderer Teil, der sagte, du machst ein großes Drama aus allem, und der auch vor sich hin brabbelte, das sei gar nicht wirklich passiert und sei nicht so schwer … Dieser Moment war sehr intensiv und ich spürte, wie ich am ganzen Körper zitterte und mein Herz heftig schlug. Tom fragte mich sanft, ob irgendeiner der Teile, die reagierten, meine Aufmerksamkeit brauchte, aber sie fühlten alle, dass es jetzt wichtig sei, auf den kleinen Jungen zu achten und sich um ihn zu kümmern (sogar der ›Mach-kein-Drama-draus‹-Teil, der sich noch in einer anderen Sitzung ausdrücken wird). Ich spürte, wie ich zur Ruhe kam, als ich das Kind auf dem Dach beobachtete, das sah, wie ich mit ihm fühlte.

Es ist wichtig, zu beachten, dass die reagierenden Teile bereit waren, zurückzutreten, und dem Selbst gewährten, in den Vordergrund zu kommen. Das erkennen wir daran, dass Chady imstande war, das Kind von einem Ort des Mitgefühls zu betrachten. Wäre das nicht möglich gewesen, hätten wir mehr Zeit mit den reaktiven Teilen verbringen müssen. Ich vermute, dass sie bereit waren, einen Schritt zurückzutreten, weil ihnen klar war, wie wichtig es ist, dass der Junge versorgt wird, und weil sie aufgrund der früheren Sitzung Vertrauen in den Prozess der inneren Arbeit hatten.

In diesem Moment sprach das Kind mit Jesus und gab ihm irgendwie die Schuld dafür, dass er all dies zugelassen hatte. Er sah auch die Bilder von Blut, als meine Schwester früher unter schwierigen Umständen eine Fehlgeburt erlitt und furchtbar blutete … Das Kind fragte Jesus, warum … Warum muss all das passieren? Es war zu viel, um es auszuhalten.

Dies ist ein heikler Moment im Heilungsprozess. Eine meiner wichtigsten Überzeugungen bei dieser Arbeit ist, dass die spirituelle Quelle eine tiefe Heilungsressource sein kann, egal, wie schwierig die Situation ist. Wie wird es also bei Chady weitergehen, wenn sein kindlicher Teil nach diesem schrecklichen Bombenanschlag wütend und von Jesus enttäuscht ist? Ich wollte, dass er seine Aufmerksamkeit auf Jesus richtete, weil ich spürte, dass Chady jetzt Zugang zum Selbst hatte, und dass es eine gute Gelegenheit war, sich mit einer spirituellen Quelle zu verbinden. Es ist ein Schlüsselmoment auf dem spirituellen Weg, wenn katastrophale Dinge geschehen und der Glaube an eine göttliche Macht erschüttert wird. Wie kann ein liebender Gott solche Dinge geschehen lassen? Es wäre eine besondere Herausforderung für den kleinen Jungen, Zeuge eines solch tragischen Ereignisses zu werden. Dies schien ein Schlüsselmoment für Chady zu sein, nicht nur im psychologischen Sinn, sondern auch für seinen Glaubensweg.

An dieser Stelle fragte Tom mich, ob Jesus anwesend sei und wie er auf die Wut des Jungen reagiere. Jesus betrachtete ihn mit Mitgefühl, Verständnis und Akzeptanz und schien selbst zu weinen.

Die Art, wie Jesus reagierte, indem er seinen Zorn und seine Verzweiflung akzeptierte, heilte nicht nur den Jungen, sondern vertiefte auch seine Verbindung zu Jesus, die auf der Kippe stand. Dem Jungen wurde deutlich, dass er bedingungslos geliebt wurde, selbst wenn er wütend auf Jesus war. Jesus verstand und akzeptierte nicht nur seinen Zorn und seine Hoffnungslosigkeit, sondern er erlebte sie selbst. Während die Gegenwart Jesu mitfühlend und heilsam war, wurden das Kind und Chady von Hoffnungslosigkeit überflutet. Es war offensichtlich, dass selbst Jesus so etwas nicht verhindern konnte. Hier ist der Teilearbeitsprozess entscheidend. Um Chady zu helfen, wieder ins Selbst zu finden und weniger überflutet zu werden, stellte ich ihm Fragen, wo in seinem Körper dieses Gefühl der Hoffnungslosigkeit war, welche Form, Farbe es hatte, etc. Wenn das Gefühl eine Form annimmt, ist es oft leichter, damit zu arbeiten.

Das Gefühl im Vordergrund war Hoffnungslosigkeit. Tom fragte mich, wo das Kind dieses Gefühl der Hoffnungslosigkeit in seinem Körper festhält, und es war an der gleichen Stelle, in den Gedärmen. Als er mich bat, es zu beschreiben, sah ich es als einen kleinen, schwarzen

Stein, der wie von innen leuchtete, als er für mich und Jesus sichtbar wurde … Tom fragte mich hier, was das Kind damit tun möchte. Ich beruhigte mich langsam, das Zittern verschwand und das Kind sagte, es brauche etwas Zeit dafür. Irgendwie brauchte er Zeit mit Jesus, als ob er Zeit brauchte, um sich zu beruhigen, während er wusste, dass etwas mit diesem schwarzen, »steinigen« Hoffnungslosigkeits-Ding passieren musste, das bereits anfing, zu leuchten.

Es war klar, dass sich seine Beziehung zu Jesus verändert hatte und er ihn wieder empfangen und bei ihm sein konnte. Der Junge spürte, dass etwas mit dem Stein passieren musste, aber zuerst musste er in der heilsamen Gegenwart von Jesus bleiben. Ein dunkles oder problematisches Gefühl stellt sich oft als eine Last heraus, die schon lange von einem verbannten Teil getragen wird und losgelassen werden kann, aber weil dieser Stein sich schon im Jungen zu wandeln begann, hatte ich das Gefühl, dass er nicht jetzt losgelassen werden sollte. Ich spürte, dass dieser Stein etwas war, dass sich irgendwann verwandeln, vorerst aber bei ihm bleiben würde. Ich hatte auch das Gefühl, dass dies eine Stelle war, an der ich langsam zum Ende der Sitzung kommen konnte, da er sagte, dass es Zeit brauche, um herauszufinden, was mit dem schwarzen Stein geschehen würde und er wieder in Kontakt mit Jesus war.

Tom fragte mich, ob das Kind irgendetwas möchte, und der Junge antwortete, dass er fliegen und Wunder wirken wolle und in seiner Umgebung viel verändern … Die Sitzung endete damit und ich konnte langsam wieder Atem holen …

Ich sah in diesem Wunsch ein Erwachen der Hoffnung. Obwohl der schwarze Stein, der die Hoffnungslosigkeit enthielt, noch im Umwandlungsprozess war, schien er sich in eine gute Richtung zu bewegen.

Es war entweder der Sonntag in derselben Woche oder der darauffolgende Sonntag, während ich in der heiligen Messe die Kommunion empfing und spürte, wie sich dieses Steinding in meinem Bauch auf einmal mit meinem Atem bewegte. Ich spürte, wie es sich mit meinem Einatmen bis an den Scheitelpunkt nach oben bewegte … Es leuchtete und fühlte sich an, als ob ein Licht daraus hervorkam und meinen gesamten Körper überströmte, vom Scheitelpunkt durch meinen ganzen Körper, wie Gänsehaut, nur stärker und ohne Anstrengung, ohne Gedanken.

Der schwarze Stein schien den Kontext der heiligen Kommunion gebraucht zu haben, um diese Umwandlung zu vollenden. Die dunkle, steinige Hoffnungslosigkeit konnte sich in diesem Moment in einen Lichtschauer verwandeln. Dies ist ein gutes Beispiel für das Vertrauen in die Weisheit des inneren Systems, in diesem Fall ein Wissen darum, dass der Stein Zeit brauchte, um sein Wesen zu offenbaren.

Ein oder zwei Tage nach dem Ereignis wurde ich gebeten, die Familien der Feuerwehrleute zu besuchen, die bei der Explosion in Beirut ums Leben gekommen waren. Diese Familien waren sehr verbittert: Ihre Söhne waren geschickt worden, um ein Feuer zu löschen, ohne jegliche Information über die Gefahren an diesem Ort und ohne, dass sie von Ammoniumnitrat wussten, während die hauptverantwortlichen Feuerwehrleute des Einsatzes im Hafen entkamen. Man kann sich vorstellen, welch gewaltige Wut, Traurigkeit und Bitterkeit diese Familien quälte. An diesem Tag sollte ich die erste Familie besuchen, die ihren Sohn verloren hatte, der Mitte zwanzig gewesen war, ein Mann, der von vielen geliebt wurde, voller Energie und Liebe. Das machte es für das gesamte Dorf, in dem er gelebt hatte, noch schwerer, ihn zu verlieren.

Bevor wir zu der Familie gingen, suchten wir das Kloster Saint Charbel auf, das in unmittelbarer Nähe zu ihrem Haus lag. Wir beteten dort eine Weile und ich merkte, dass ich zögerte, ob ich sie besuchen sollte oder nicht. Ich bin nicht sicher, aber wahrscheinlich gab es zwei oder drei Teile in mir: einen, der das Gefühl hatte, dass es hoffnungslos ist und nichts bringen wird, und einen, der sagte, dass ich mich um andere kümmere und meine Familie vergesse, und einen, der befürchtet, dass ich arrogant werden und einen Helden aus mir machen könnte.

Ich nahm mir etwas Zeit beim Gebet, nahm einen tiefen Atemzug und bat den Heiligen Geist, mich zu leiten. Auf einmal hatte ich das gleiche Gefühl wie bei der Kommunion. Eine weitere Erfahrung wie ein göttlicher Kuss im Inneren, der zum Scheitelpunkt hinaufstieg, durch mein Herz ging und sein Licht auf mich über mir verteilte. Ich fühlte mich gestärkt und wir gingen zu der Familie, wo der jüngere Bruder des Verstorbenen einen Zusammenbruch hatte. Er schrie heraus, dass er das kleine Restaurant, das er mit seinem nun toten Bruder geführt hatte, niederbrennen wollte. Ich erinnere mich nur daran, dass wir ruhig in seiner Nähe blieben. Dann sagte der Priester der Familie, dass ich Therapeut sei, und sie gaben mir diskret zu verstehen, dass sie mich mit ihm allein ließen. Ich half ihm, seine Wut auszudrücken, fühlte mit seinen Teilen und ließ mich von seinem Verlust bewegen. Ich fühlte eine Liebe für diesen jungen Mann und vergaß alle anderen Details …

Nach einer Weile drückte er seine Wut auf die Menschen aus, die ihm sagten, dass das Leben weitergehen sollte. Allmählich beruhigte er sich und konnte ihre Absichten verstehen. Er erklärte sich seiner Familie, während ich bei ihm war, entschuldigte sich und sagte allen, wie sehr er sie liebte … Die Familie bekam Zeit, der Traurigkeit und Wut Ausdruck zu geben … und dann bestanden sie darauf, dass wir gemeinsam zu Mittag aßen, bevor wir gingen … Es war eine gewaltige Erfahrung der Kraft des Helfens aus dem Selbst, mit Menschen zusammen zu sein, in einer Verbundenheit, die ich selten zuvor erlebt hatte.

Was bei Chady passiert ist, ist ein gutes Beispiel dafür, wie *Healing the Healer*-Erfahrungen jemanden dazu befähigen können, die heilsamen Herzensqualitäten denen zu bringen, die leiden. Chadys Klarheit über seinen inneren Kampf, als er das Treffen mit der traumatisierten Familie anging, zeigt uns auch, dass unsere anderen Teile weiter aktiv sein können, selbst wenn wir eine heilsame Erfahrung für unsere verbannten Teile und tiefe Verbindung zum Geist haben. Sie können immer noch versuchen, unser Leben so zu leiten wie in der Vergangenheit. In diesem Fall half Chadys spirituelle Praxis in Form von Beten, Atemübungen und der Bitte an den »Heiligen Geist«, ihm dabei, wieder in Kontakt zu seinem offenen Herzensraum zu kommen. Eine der wichtigsten Schlüsselfunktionen der spirituellen Praxis ist das »Erinnern«, sich an diese besonderen Momente des »erwachten Herzens« zu erinnern. Je öfter wir diese Praxis des Erinnerns kultivieren, desto mehr wird sie uns in herausfordernden Lebenssituationen zugänglich.

Ich werde diese Geschichte hier beschließen, um von zwei weiteren Schritten in meinem Heilungsprozess zu schreiben. Diese beiden Erfahrungen habe ich in meiner IFS-Ausbildung im ersten Level gemacht. Tom war nicht da, aber der Prozess, den er in mir in Gang gebracht hatte, nahm seinen Lauf, und ich konnte von jeder Trainingseinheit profitieren, wie kurz und knapp sie auch sein mochte.

Die erste Erfahrung war in der ersten Demositzung, die etwa 45 Minuten dauerte. Ich bin sicher, es war kein Zufall. Ich hatte mich als einer von vielen freiwillig gemeldet und die Nummer, die ich gezogen hatte, wurde ausgewählt.

Während der Demo befand ich mich wieder auf dem Dach und sah das Kind. Ich zitterte. Ich sollte atmen und prüfen, welcher Teil von mir nicht wollte, dass ich den kleinen Jungen auf dem Dach sah. Jetzt kam der »Kein-Drama-Teil«, ein dämpfender Teil, der nicht wollte, dass ich das Mitleid der mehr als 30 Zuschauer der Demo bekam. Der »Kein-Drama«-Teil ließ die Blicke meiner Mutter und einiger anderer Familienmitglieder auftauchen. Als ob sie die Hilflosigkeit des Kindes in einer mitleidigen Haltung betrachteten, die sagen wollte: »Du bist zu schwach dafür«. Die Ausbilderin sagte mir, ich solle dem »Kein-Drama«-Teil sagen, dass das Kind einfach ein Teil von mir war, nicht alles von mir. In der Situation schockierte mich das fast, aber es half diesem Teil, sich auf einem Stuhl zu entspannen, wodurch ich das Kind treffen konnte. Diesmal hatte es ein Gefühl der Hilflosigkeit, hörte Bombenlärm, hatte Angst vor dem Krieg, aber auch nicht die Kraft irgendetwas zu tun. Sein Herz war voller Hoffnungslosigkeit, die auch wie eine Art Stein war, tiefschwarz, aber als das Kind ihn mir zeigte, leuchtete er auf irgendeine Art.

Cece Sykes, die Ausbilderin, fragte mich, ob ich eine spirituelle Quelle anrufen oder ein Ritual einberufen möchte und ich sagte, ich möchte Jesus anrufen. Das Kind wollte den Stein Jesus geben. Der Stein fing zu leuchten an und alles, was darin an Ungutem war, verdunstete im Licht, das von Jesus aus ins Herz des Kindes kam. Dann nahm das Kind den Stein wieder, der von Vertrauen leuchtete (ich erinnere mich jetzt, dass das Kind in der ersten Erfahrung mit Tom Jesus bat, die Hoffnung zurückzugewinnen). Der Stein drehte sich also, als wäre er flüssig, mit Weite im Herzen, viel Licht, ein Gefühl »schöner Unvollkommenheit« kam in mir auf, im Herzen dieses Kindes. Eine machte mich darauf aufmerksam, dass sie beobachtet hatte, dass sich die Hilflosigkeit in Unvollkommenheit verwandelte, die auf eine gute Art akzeptiert wurde, ein »realistisches« Gefühl in der Erfahrung.

Mir gefällt Chadys Ausdruck »schöne Unvollkommenheiten«. Ich habe das Gefühl, dass eine Akzeptanz dessen, wer wir mit unseren Stärken und Schwächen sind, entsteht, wenn unsere Teile Heilung erfahren, ins Gleichgewicht finden und unsere Herzen sich öffnen. Das kann sich zu einer umfassenderen Annahme der Unvollkommenheiten der Welt ausweiten. Mit dieser Annahme kann sich die Kraft einstellen, zu versuchen, die Welt auf jede erdenkliche Art zu einem besseren Ort zu machen.

Die Art und Weise, wie sich Chadys Arbeit mit dem Jungen und dem schwarzen Stein über mehrere Sitzungen entwickelte, ist ein gutes Beispiel für den Verlauf der Entwicklung innerer Arbeit. Oft braucht es wiederholte Arbeit, verbannte Teile durch alles hindurch zu begleiten, das sie für ihre vollständige Heilung brauchen. In diesem Fall wurde der schwarze Stein, den der Junge trug, noch nicht in der ersten Sitzung auf dem Dach vollständig umgewandelt. Die Sitzung mit Cece ermöglichte es Chady, den nächsten Schritt auf seiner Heilungsreise zu gehen. Der schwarze Stein konnte sich vollständig verwandeln, sein Herz weit machen und Hoffnung wieder zulassen. Cece fand den richtigen Moment für die Einladung der spirituellen Kraftquelle.

> *Während der Ausbildung begegnete ich vielen anderen Teilen, einige waren überfordert und stemmten viel Gewicht, andere wollten das Leben genießen etc. … Der Ausbildungsabschluss war besonders wichtig: Ich war wieder auf dem Dach. Das Kind war da, viel entspannter, aber diesmal mit einem Stab auf den Schultern, einem sehr langen. Er war so lang, dass es sich damit kaum bewegen konnte.*
>
> *Das Kind wusste nicht, was es damit sollte. Er war so lang wie die Geschichte des Landes, der Ahnen, der zahlreichen Kriege, die in meiner Region stattgefunden hatten, insbesondere die Religionskriege. Mit etwas Arbeit (damals ging alles schneller) wurde der Stab zu einem Baum und der Baum wurde über dem Dach eingepflanzt. Jesus küm-*

merte sich darum, da seine Wurzeln sichtbar waren, fügte er Erde hinzu, um die Wurzeln zu bedecken und sicherzustellen, dass der Baum lebt.

Der Stab, der ein geschichtliches Trauma trägt, ist ein gutes Beispiel für eine Altlast. Lasten von Generationen von Vorfahren, die viel erleiden mussten und die in einer Person der nachfolgenden Generation weitergetragen werden. In diesem Fall, mit Chady im Selbst und seiner spirituellen Kraftquelle bei ihm, veränderte sich die Last in eine Form, die langsam diese lang zurückreichende, geschichtliche Last verwandeln konnte.

In einer Sitzung danach ging es dem Baum gut, aber das Kind war traurig und war sich einer Sache gewiss: Der Baum gehörte nicht dorthin; er musste in einem Wald sein und auch das Kind war bereit, dieses Dach zu verlassen, aber es hatte Angst, die Verbundenheit mit der Geschichte zu verlieren. Es wollte das Erbe nicht verlieren. Es wusste, dass es zur ganzen Welt gehörte, nicht nur hier aufs Dach, aber es war traurig, zu gehen. Diese Traurigkeit kam dann in der Kehle des Jungen auf, als dunkler Rauch, den das Kind in sich trug. Dieser Rauch hatte mit allem Unrecht in der Geschichte dieser Region zu tun, auch mit dem Tod meines Onkels. Er wurde einige Monate vor meiner Geburt getötet, nur weil er Christ war. Er war damals unterwegs in einer gefährlichen Gegend, um Geld für die Gehälter der Lehrkräfte an der Schule zu bekommen, deren Direktor er war. Ich sah meinen Onkel, wie er diesen dunklen Rauch aus seinem Mund zu Jesus hinüberwarf … Der Rauch ging weiter, zurück zu den Osmanen, die mein Land Hunderte von Jahren besetzt hielten, und erst verließen, als sie im ersten Weltkrieg den Krieg verloren. Vergebung kam an die Stelle des Rauchs. Das Kind wusste wieder, dass etwas angefangen hatte, es wusste aber auch, dass es nicht auf diesem Dach bleiben würde. Der Baum gehörte nicht dorthin.

Ich war verwirrt, ob das bedeutete, dass ich mein Land verlassen werde, oder ob es bedeutet, dass das Kind nicht an diesem Ort in der Vergangenheit gefangen bleiben würde. Sachte und achtsam wurde der Baum in einen Zedernwald verpflanzt, wo er zu einer Art Mischung einer Zeder wurde, die aber Äpfel als Früchte hatte. Beide, Zeder und Apfelbaum haben mit meiner Heimatstadt zu tun. Der Junge wollte dieses Dach von Zeit zu Zeit besuchen können, einfach, um mit diesem Teil seines Lebens Verbindung zu halten. Das war für mich völlig in Ordnung. Diese Phase der inneren Arbeit war eine Vertiefung der Heilung von Generationenwunden, eine Geschichte von Aussöhnung und Vergebung, in der der Kuss des Göttlichen sich in jedem und allem zeigte, sogar in den härtesten Zeiten, die mein Land durchmachte.

Wenn jemand beginnt, verbannte Teile zu heilen, kann es sein, dass man herausfindet, dass Lasten, die Teile getragen haben, mit einer langen Reihe familiengeschichtlicher Kämpfe und Traumata verbunden sind. Öffnet sich der heilsame Herzensraum für die verbannten Teile, eröffnet dies auch die Möglichkeit zur Heilung der Altlasten der Ahnen, wobei sich wieder starke spirituelle Präsenz als sehr unterstützend erweist, wie hier mit Jesus. Nachdem Chadys kindlicher Teil den dunklen Rauch des Leidens aus seiner Kehle befreit hatte, fühlte er, dass die Seele seines Onkels die dunklen Reste von Wut und Trauer loslassen konnte, die er durch die Art und Weise, wie er ums Leben gekommen war, getragen haben musste, und dadurch wurde anscheinend eine Art Kettenreaktion für die Befreiung einer langen Reihe belasteter Ahnen ausgelöst.

Mein rationaler »wissenschaftlicher« Teil weiß nicht, was er von diesen Erfahrungen halten soll, aber selbst er erkennt die Realität dieser Erfahrung für die Menschen, die sie erleben, an. Im Laufe der Jahre habe ich gesehen, wie spontan ohne Vorschlag oder Anleitung eine Weisheit zu entstehen scheint, die uns vermittelt, dass wir einer Ahnenlinie angehören und dass unsere eigene Heilung die Tür für eine Heilung öffnet, die zu ihnen zurückfließen kann.

Chady schließt seinen Erfahrungsbericht mit klarem Bewusstsein ab, das diese Erfahrungen in den Zusammenhang seines Lebens stellt:

> *Ein Teil von mir möchte der Geschichte treu bleiben, deswegen will ich noch sagen, dass ich nicht immer in diesem Seinszustand bin. Die Erfahrung bleibt mir aber, und ich kann über den Atem, im Gebet und der Meditation daran anknüpfen in der Hoffnung, dass er sich mehr und mehr zu meinem dauerhaften Seinszustand entwickeln kann. Unterdessen freue ich mich darauf, neue Horizonte zu entdecken, wie diesen neuen Wald, in dem der Baum weiterwächst!*

Chady durchlebt auf seinem inneren Weg Höhen und Tiefen, wie so viele von uns auch, kennt Selbstzweifel, und sucht immer wieder die Rückverbindung mit der Quelle, die uns nährt und Kraft und Mitgefühl gibt, das uns Mögliche zu tun, um das Leid zu lindern, das uns umgibt. Mir gefällt der Begriff der »schönen Unvollkommenheit«, wobei ich eigentlich »wunderbare Unvollkommenheit« sagen könnte; ein Wort, das beschreibt, was entsteht, wenn wir uns mit all unseren Stärken und Schwächen genauso annehmen können, wie wir sind. Das bedeutet für mich »heilen«, ganz werden.

7

Heilung eines verbannten kindlichen Anteils

Dieses Kapitel veranschaulicht eine Sitzung, in deren gesamtem Prozess eine spirituelle Hilfsquelle wichtig ist. Die Workshopteilnehmerin Kay wollte an einem Thema arbeiten, das ihr seit mehreren Jahren bekannt war. Sie erzählte, dass sie oft, wenn sie jemandem näherkam, »zumache«, sich zurückziehe und unsicher erlebe. Dies führte dazu, dass sie in unguten Situationen verharrte, die ihr Kraft raubten. Obwohl sie mit diesem Thema bereits gearbeitet hatte, war es immer noch ein Problem. Sie war in ihren Fünfzigern, kannte dieses Muster ein Leben lang und wollte nun endlich die Ursachen finden. Kay ist selbst Therapeutin. Die Sitzung fand während eines der regelmäßigen *Healing the Healer*-Workshops statt.

An mehreren Stellen der vielschichtigen Sitzung, mitten im für IFS-Sitzungen üblichen Heilungsprozess, gab es eine Unterbrechung. In diesen bestimmten, essenziellen Momenten kam die spirituelle Kraftquelle zum Tragen. Im Vergleich mit der Einzelarbeit mit Claudia, die sich recht leicht entwickelte, verlangsamten in dieser Sitzung viele Beschützerteile die Arbeit, bis sie es sicher fanden, fortzufahren. Kay, die mit Teile-Arbeit vertraut war, wollte verstehen, warum schwierige Teile in bestimmten Momenten in ihrem Beziehungsleben ihr »Wohnzimmer« übernehmen und was dabei passierte. Wir beginnen damit, dass sie sich eine solche Situation vorstellte.

Beginn der inneren Arbeit

Als sie sich in die Situation hineinversetzt, lade ich sie ein, die Aufmerksamkeit auf ihr Körpergefühl zu richten, und sie bemerkt, dass sie unruhig wird:

> ***Kay:*** *Es kommt mir vor, als könnte ich kaum atmen. Ich halte den Atem an … Ich bin unruhig und meine Hände sind kalt.*
>
> ***Tom:*** *Was denkst du in solchen Momenten?*
>
> ***Kay:*** *Fast nichts. Ich fühle mich eingeschlossen.*
>
> ***Tom:*** *Wenn du ein Bild hättest von diesem Teil, der nicht atmen kann, dem kalt ist und der sich eingeschlossen fühlt, wie würde der aussehen?*
>
> ***Kay*** (lacht, weil das Bild sie anscheinend überrascht): *Wie eine dünne, spitze Eisenstange.*

Als das Bild klarer wird, lade ich sie ein, etwas Abstand zu diesem Teil zu gewinnen, um ihn zu beobachten.

> ***Kay:*** *Mal schauen … Sie* (die Eisenstange) *bewegt sich nicht.*

Ich bitte sie dann, diesem Teil zu versichern, dass wir nicht versuchen, ihn loszuwerden, sondern dazu auffordern, etwas Abstand zu nehmen, damit sie ihn kennenlernen und besser verstehen kann. Trotzdem bewegt er sich nicht, was auf einen weiteren reaktiven Teil hinweist. Meinem Gefühl nach bewegt sich die Eisenstange erst, wenn Kay mehr im Selbst ist. Um mehr über das Wesen des reaktiven Anteils herauszufinden, stelle ich die Schlüsselfrage:

> ***Tom:*** *Was fühlst du diesem Teil gegenüber?*

Ihre Reaktionen werden erkennen lassen, welcher Persönlichkeitsteil im Vordergrund ist und reagiert. Sie antwortet nicht direkt, aber in ihrem Gesicht zeichnet sich ein Ausdruck von Ekel ab und sie sagt: »Bah«. Ich spiegle ihren Gesichtsausdruck und frage nach ihrem Gefühl. Sie gibt Übelkeit und Schwindel als ihre körperlichen Reaktionen an, so heftig, dass sie sich wieder stabilisieren muss.

Klärung und Arbeit mit den Beschützerteilen

Diese Körperreaktion zeigt mir, dass sich Teile in ihr vor dem fürchten, was die Eisenstange verkörpert, und dass sie versuchen, sie zu schützen, indem sie den Prozess durch Übelkeit und Schwindel unterbrechen. Ich weiß, dass wir diese Teile verstehen und beruhigen müssen und uns nur dann der Eisenstange auf eine sichere Weise nähern können. Zunächst geht es darum, Kay zu unterstützen, wieder Distanz zu ihren Gefühlen und Zugang zum beobachtenden Selbst zu bekommen. Auf meine Frage nach einem inneren Bild der anderen Teile bekommt sie keinen Zugang. Ich habe oft erlebt, dass es bei überwältigenden körperlichen Gefühlen hilfreich sein kann, sie in eine Art Gefäß abzugeben, das sie halten kann, damit sie besser verstanden werden können. Wir versichern diesen Teilen, dass wir sie nicht loswerden wollen. Daraufhin sagt sie, sie möchte besser verstehen, was mit ihr passiert. Dann taucht aber eine Stimme auf, die sagt:

> ***Kay:*** *Niemals. Das machen wir heute nicht.*
>
> ***Tom:*** *Kannst du den Teil finden, der sagt: Niemals, das machen wir heute nicht?*

***Kay:** Ja, es ist die Angst.*

***Tom:** Nimm dir einen Augenblick Zeit, diese Angst zu spüren.*

***Kay:** Sie hat eine dunkle Farbe.*

***Tom:** Wie fühlt sich das in deinem Körper an?*

***Kay:** Es fühlt sich an wie eine Schicht dunkler Kleidung über meinem gesamten Körper.*

***Tom:** Hat die Angst eine Stimme? Was sagt sie?*

***Kay:** Sie sagt: »Es ist zu gefährlich«.*

***Tom:** Also dieser Teil hat das Gefühl, es ist zu gefährlich, diese Arbeit zu machen.*

***Kay:** Ja. Zu gefährlich.*

***Tom:** Kannst du diesem Teil sagen, dass du die Warnung hörst, dass es zu gefährlich ist, und kannst du anerkennen, dass du weißt, dass er dich damit beschützen will?*

Kay (nach einem Moment der Pause): *Ja.*

In solchen Momenten ist es wichtig, ein Arbeitsbündnis mit den Beschützerteilen auszuhandeln und sie wissen zu lassen, dass ihre Ängste anerkannt und ihre Absicht verstanden werden. Dann können sie leichter damit umgehen, auf eine sichere Weise mit ängstlichen Teilen wie diesen zu arbeiten, ohne ihre Rolle aufgeben zu müssen.

***Tom:** Kannst du den Teil wissen lassen, dass es einen sicheren Weg gibt, mit diesen Teilen zu arbeiten? Und dass dieser Teil sich etwas lösen müsste, damit das möglich wird und du dich mehr in deiner Mitte fühlen kannst? Lass ihn wissen, dass er in der Nähe bleiben und jederzeit zurückkommen kann und dich warnen, wenn er es für notwendig hält.*

***Kay:** Ja, es ist in Ordnung für den Teil, das zu tun.*

Tom: *Sag mir Bescheid, wenn er einen guten Platz gefunden hat.*

Kay: *Gut. Der ist jetzt draußen auf dem Balkon.*

Der Teil in Form einer Eisenstange ist nun bereit, Abstand zu halten, und hat auf kreative Art sein Wartezimmer gefunden. Dies zeigt mir, dass es Vertrauen in den Prozess gibt und ich Kay weiter unterstützen kann, ihr Selbst in den Vordergrund zu bringen. Eine Möglichkeit ist die Einladung, einige bewusste Atemzüge zu nehmen, eine einfache Achtsamkeitstechnik, die hilft, leichter Zugang zum Selbst zu finden. Als sie mit der Eisenstange identifiziert war, fiel ihr das Atmen schwer. Deshalb ist es hilfreich, bewusst zu atmen, um von der Verstrickung mit der Eisenstange wieder loszukommen.

Kay: *Es geht, ist nicht einfach, aber ich kann etwas Atem holen.*

Tom: *In Ordnung. Kannst du jetzt nach dem anderen Teil von dir schauen, der eben reagiert hat, als dir übel und schwindelig wurde?*

Kay: *Der ist noch da, aber es ist nicht mehr so stark und ich fühle mich jetzt weiter weg davon.*

Tom: *Vielleicht kannst du dich bei dem Teil dafür bedenken, dass er dir mehr Raum gibt und fragen, was er braucht, um dir noch ein bisschen mehr Raum zu geben?*

Kay: *Gut. Er ist bereit, sich noch mehr zu entfernen. Er fließt in eine Schale.*

Tom: *In Ordnung. Hat dieser Teil etwas, das er sagen möchte, bevor wir uns wieder der Eisenstange zuwenden?*

Kay: *Ja, er sagt, er bleibt in der Nähe, wenn er gebraucht werden sollte.*

Diese Sequenz bestätigt mir, dass Selbstqualitäten da sind und dass die Teile langsam Kays Selbst und dem Prozess vertrauen. Damit Teile sich lösen können, ist es wichtig, Ängste anzuerkennen und ihre Rolle wertzuschätzen. Nun, da mehr Selbstqualitäten da sind, können wir uns wieder der Eisenstange widmen, die sich so gefährlich anfühlte.

> ***Tom:*** *Nimm ein paar bewusste Atemzüge … Wende dich nun wieder der Eisenstange zu und schau, ob sie bereit ist, etwas Abstand zu nehmen.*
>
> ***Kay:*** *Sie ist bereit, etwas mehr, … aber …*

Ich habe den Eindruck, irgendein Teil reagiert immer noch. Um zu prüfen, ob sie im Selbst ist oder ob wir noch mit einem anderen Teil arbeiten müssen, frage ich, wie sie auf diesen Teil reagiert. Es ist wichtig, sich hier Zeit zu nehmen, genau zu den reaktiven Teilen hinzuspüren und den Prozess nicht zu beschleunigen. Ich frage:

> ***Tom:*** *Was fühlst du jetzt gegenüber dem Teil?*
>
> ***Kay:*** *Es ist immer noch bisschen Angst da.*

Diese Antwort zeigt mir, dass wir noch etwas Zeit brauchen, um die Befürchtung der Angst zu hören, bevor wir weitergehen. Ich antworte:

> ***Tom:*** *Die Angst ist also wieder da. Vielleicht kannst du sie fragen, warum sie zurückgekommen ist und was sie bräuchte.*
>
> ***Kay:*** *Sie braucht Vertrauen, dass es okay ist, wenn sie wiederkommt und warnt … Sie kam so schnell dazu, dass ich es gar nicht bemerkt habe … Sie spürt jetzt, dass sie anerkannt wird und kann vertrauen.*
>
> ***Tom:*** *Sag mir Bescheid, wenn sie sich beruhigt hat und wieder zurücktreten kann.*
>
> (Pause)

Kay: *Ja, sie ist wieder draußen und ich kann jetzt atmen.*

Tom: *Okay, gut. Kannst du jetzt die Eisenstange fragen, warum sie sich nicht von dir trennen will?*

Kay: *Sie sagt, weil sie sehr wichtig ist.*

Tom: *Also, sie fühlt sich sehr wichtig und befürchtet, dass du sie nicht mehr wichtig findest, wenn sie zurücktritt.*

Kay: *Ja, sie hat Angst, dass ich sie loswerden und wegschicken will.*

Wenn ein Teil nicht zurücktreten möchte, liegt das sehr oft daran, dass ein anderer ihn loswerden oder zurückschicken will. Wenn ein Teil sich so ausdrücken kann, ist es ein Zeichen, dass schon etwas Distanz entstanden und mehr Selbstqualitäten anwesend sind. Im nächsten Schritt überprüfe ich, ob der Teil genug Raum bekommen hat, dass sie wieder ins Selbst zurückkommen kann. Dafür stelle ich nochmal diese Frage:

Tom: *Wenn du das hörst, wie reagierst du dann auf das, was sie (die Eisenstange) gesagt hat?*

Kay: *Ich spüre, dass ich sie wirklich gerne verstehen würde, das schon.*

Tom: *Kannst du das zur Eisenstange sagen?*

Kay: *Ja, das kommt bei ihr an.*

Tom: *Gut.*

Kay: *Es ist in Ordnung für sie, ein bisschen zurückzutreten.*

Tom: *Gut. Also, sie tritt ein bisschen zurück. Wenn du nach innen schaust, gibt es da einen Teil, der die Eisenstange gerne loswerden würde?*

Kay: *Ich habe schon den Eindruck, aber ich spüre es gerade nicht.*

Tom: *Du weißt also, dass es das gibt, aber es kann im Moment im Hintergrund bleiben.*

Mein erstes Erforschen ihrer Reaktion auf die Eisenstange diente dazu, zu überprüfen, ob Selbstqualitäten da sind oder ob es vielleicht tatsächlich einen Teil gibt, der sie loswerden will. Ihre verständnisvolle Reaktion und die Bereitschaft der Eisenstange, Abstand zu nehmen, sind klare Anzeichen, dass sie mehr im Selbst war. Mit dieser Klarheit wäre es vielleicht nicht nötig gewesen, nach einem Teil zu fragen, der die Eisenstange loswerden will, aber ich fragte trotzdem, weil es vorkommen kann, dass jemand zwar schon sehr im Selbst ist und gleichzeitig noch ein anderer Teil aktiviert ist. Wenn Teile nicht mitarbeiten oder nicht reagieren, wie die Eisenstange, ist es fast immer ein Zeichen, dass es noch einen anderen reaktiven Teil gibt. Durch Beruhigung und Anerkennung reaktiver Teile kann der Austausch vorankommen.

Hier haben wir Vorarbeit geleistet, um Kays inneres System vorzubereiten, sich für die Heilarbeit an dem betreffenden Teil im Selbst zu verankern. Ausreichend Zeit zum Kennenlernen der reaktiven Persönlichkeitsanteile mit ihren Rollen und Befürchtungen ist sehr wichtig, um zu verstehen, was sie brauchen, um dem Selbst den Vortritt zu lassen. Das allein kann etwa zwanzig Minuten in Anspruch nehmen, wie in diesem Fallbeispiel. Es kann auch mehrere Sitzungen dauern, bis das Selbst so klar im Vordergrund ist, dass wir in einen heilsamen Dialog mit einem Teil wie diesem hier kommen können, der sich für so viele Beschützerteile gefährlich anfühlt und sie auf den Plan treten lässt. Diese Beschützerteile anzuerkennen und zu verstehen, lässt sie Vertrauen ins Selbst und diese Arbeit fassen.

Arbeit mit dem Schlüsselanteil

Jetzt sind wir bereit, mit dem verbannten Teil zu arbeiten, da Kay nun im Selbst sein kann und den ernsthaften Wunsch verspürt, ihn zu verstehen. An dieser Stelle lade ich die Klientin oft ein, sich einen heilsamen Ort vorzustellen, an dem sie den Teil treffen kann. Auf irgendeine Art erlaubt diese Einladung, sich heilsame unterstützende Bedingungen vorzustellen.

> ***Tom:*** *Kannst du dir einen heilsamen Ort vorstellen, an dem du den Teil treffen kannst? Einen Ort, der sich unterstützend anfühlt für die Begegnung mit ihm?*
>
> ***Kay:*** *Hm, weil er so groß ist, kommt es mir vor, es wäre gut, etwas wie eine helle Säule da zu haben.*
>
> ***Tom:*** *Eine helle Säule.*
>
> ***Kay:*** *Eine helle Säule … Ein warmes Licht.*
>
> ***Tom:*** *Gut. Also, wie ist es für dich, wenn du auf diesen Teil in der hellen Säule schaust?*
>
> ***Kay:*** *Ich fühle mich ein bisschen traurig.*
>
> ***Tom:*** *Wenn du diese Traurigkeit wahrnimmst – gehört sie zu der Eisenstange oder ist sie eine Reaktion in dir, während du diesen Teil beobachtest?*
>
> ***Kay:*** *Es ist Mitgefühl in mir, wenn ich diesen Teil beobachte … und das Mitgefühl denkt: »Wow, dieser Teil trägt sehr schwer.«*

Es ist sehr geläufig, dass ein Gefühl wie diese Traurigkeit an dieser Stelle im Prozess aufkommt. Meine Frage dient dazu, herauszufinden, ob es zum Teil gehört oder eine Reaktion ist, die bei der Beobachtung des Anteils aufkommt, wenn jemand realisiert, was er erlitten hat. Hier ist sehr deutlich, dass die Traurigkeit eine Komponente der mitfühlenden Reaktion darauf ist, das Leid dieses Anteils zu erkennen. In mir kommt in solchen Momenten die Frage auf, ob es ein fürsorglicher Teil in ihr ist, der diese Traurigkeit empfindet oder eine Reaktion, die aus dem Selbst kommt. Wenn wir das Leid eines eigenen Anteils betrachten oder das Leid anderer Menschen kann unser Selbst mitfühlende Traurigkeit empfinden. Dann ist sie jedoch weder überwältigend noch fühlt man sich unwohl dabei. Überwältigende Traurigkeit gehört zu einem Persönlichkeitsteil. In so einem Fall ist es wichtig, den traurigen Teil zu identifizieren, herauszufinden, was er braucht, und ihn einzuladen, einen sicheren Ort zu finden, von dem aus er mit Abstand zuschauen kann, falls nötig.

Kay scheint an dieser Stelle im Selbst zu sein. Ich bin aber nicht sicher, da ihre Reaktion offenbart, dass es etwas sehr Heftiges war, das sie wahrnahm. Mit der nächsten Frage überprüfe ich das:

> ***Tom:*** *Ja, dieser Teil hat sehr gelitten. Wie ist es für dich, diese Traurigkeit zu spüren?*
>
> ***Kay:*** *Es fühlt sich gut an.*

Das ist ein Zeichen, dass sie im Selbst ist, obwohl sie eine Empfindung der Traurigkeit spürt. Tiefes Mitgefühl, Trauer oder Verständnis zu empfinden kann sogar Tränen hervorrufen, aber sie nimmt das Gefühl, wie sie beschrieben hat, positiv wahr. So würde sich gesunde Trauer anfühlen.

> ***Tom:*** *Es fühlt sich gut an … Gut, vielleicht kannst du dem Teil sagen, dass du mit ihm da bist und siehst, was er erlebt hat.*
>
> ***Kay:*** *Diese Eisenstange hat so viel getan.*
>
> ***Tom:*** *Lass diesen Teil mitteilen, was er mitzuteilen hat, was er für dich getan hat.*
>
> ***Kay:*** *Ich habe jetzt nicht mehr das Gefühl, dass ich nicht mehr atmen kann.*
>
> ***Tom:*** *Lass den Teil mitteilen, was er zu sagen hat.*
>
> ***Kay:*** *Da ist noch ein Teil … Der nicht weiß, was hier passiert … Als ob er kämpfen würde, dass ich am Leben bleibe.*
>
> ***Tom:*** *In Ordnung. Finde den Teil, der darum kämpft, dass du am Leben bleibst … Wo fühlst du diesen Teil jetzt in deinem Körper?*

Kay: Hier … (berührt ihren Bauch).

Tom: Was ist da für ein Gefühl? Ist es ein Zusammenziehen?

Kay: Nein, es ist mehr wie eine Energie.

Tom: Eine Energie.

Kay: Dieser Teil sagt: Ich bin hier mit jeder Menge Energie … Sonst werden wir es nicht schaffen.

Tom: Also dieser Teil von dir hat viel Energie, die dich am Leben hält … Hast du ein inneres Bild von diesem Teil?

Kay: Der ist rund … rund.

Tom: Rund.

Kay: Eine runde Form … flexibel … Fest und doch flexibel.

Tom: Hat er eine Farbe?

Kay: Beige, beige-braun.

Tom: Beige, beige-braun.

Ich frage nach Form und Farbe, um ein klares Bild von diesem Teil hervorzurufen. Dann möchte ich überprüfen, ob sie noch im Selbst ist und wie sie auf diesen Teil reagiert.

Tom: Was empfindest du diesem Teil gegenüber, wenn du ihn beobachtest?

Kay: Ich bin froh. Ich bin froh, dass er da ist … Und mir wird warm.

Tom: Kannst du dem Teil das mitteilen, dass du froh bist, dass er da ist?

Es ist jetzt klar, dass sie im Selbst ist und dass sie diesen verbannten Teil willkommen heißen kann, da sie Wärme empfindet, während sie anfangs bei der Eisenstange Kälte empfand.

Kay: Ja …

Tom: Hat dieser Teil etwas, dass er dir mitteilen will? Oder ist es einfach in Ordnung, dass er da ist.

Kay: Es ist einfach in Ordnung, dass er da ist.

Tom: Gut. Wo möchtest du ihn hinhaben?

Kay: Hier, neben mich.

Ich bin noch nicht sicher, was dieser Teil ist, eine Art Lebensenergie, Lebenswille, aber er scheint momentan nichts Spezielles mitteilen zu wollen. Anstatt ihr Fragen zu stellen, die sie eher in den Kopf bringen würden anstatt ins Gefühl, beschließe ich, ihre Verbindung zum Selbst zu vertiefen und sich bereit zu machen, zur Eisenstange zurückzukehren, um zu schauen, was es dort noch zu lernen gibt. An dieser Stelle habe ich auch den Eindruck, an einem Punkt im Prozess zu sein, an dem wir kurz davor sind, etwas von den schwierigen Erinnerungen an Erlebnisse zu erfahren, die sie durchmachen musste. Obwohl genug Selbstqualitäten da sind, möchte ich sie an dieser Stelle einladen, sich mit ihrer spirituellen Hilfsquelle zu verbinden, um den Heilungsprozess zu unterstützen, der beginnen könnte.

Tom: Nimm dir eine Minute Zeit, auf deinen Atem zu achten … Und wenn es sich für dich stimmig anfühlt, kannst du mit einer spirituellen Hilfsquelle in Kontakt gehen, die du jetzt dabeihaben möchtest, wenn wir bereit sind, tiefer in die Arbeit hineinzugehen.

Kay: Es ist wie ein warmer Stein unter mir … Wie eine Hand, die unter mir ist … die mich hält … und ich fühle eine Verbindung zu Maria …

Tom: Nimm dir einen Augenblick Zeit, diese Verbindung zu spüren … Fühlst du sie jetzt?

Kay: *Ja, ich fühle sie sehr stark.*

Tom: *Gut. Schau nun von dort, wo du diese Verbindung spürst, nochmal auf die Eisenstange.*

Kay: *Oh …* (lächelt). *Sie hat sich verändert, während der Zeit, die sie in der Lichtsäule war, hat sie sich verändert. Sie ist jetzt weicher und irgendwie flüssiger.*

Tom: *Weicher und flüssiger.*

Kay: *Ja, das Licht hat sie verändert, weicher und flüssiger gemacht.*

Tom: *Kannst du diesen Teil jetzt fragen, woher er kommt?*

Kay: *Aus einer sehr frühen Zeit … Schwer, in Worte zu fassen … Weiß, die Farbe Weiß … in einem Krankenhaus* (sie hat Schwierigkeiten, zu atmen).

Tom: *In einem Krankenhaus …* (als ihr Atem schwer wird) … *Spür deine Verbindung zu Maria, spüre ihre Unterstützung.*

Kay (atmet schwer)*: Als Kind war ich lange im Krankenhaus.*

Tom: *Dieser Teil schickt dir die Erinnerungen an diese Zeit im Krankenhaus … Ist das in Ordnung für dich?*

Kay: *Ja.*

Tom: *Lass den Teil mitteilen, was er mitteilen möchte … Was er trägt … Aber bitte ihn, dich nicht zu überfluten …*

Kay: (nickt zustimmend).

Tom: *Hast du ein Bild, eine Erinnerung an dich als Kind im Krankenhaus?*

Kay: *Ja, ein Kind … Ich sehe Dinge, die für das Kind zurechtgemacht werden müssen … Meine Mutter war krank und ich war allein im Krankenhaus … Da gab es kaum Kontakt …*

Jetzt ist klar, dass die Eisenstange, die mit der Enge im Atemraum zusammenhängt, ein Beschützerbild war, das ihr half, den Schmerz und das Leid auszuhalten, das sie als kleines Kind im Krankenhaus erlebt hatte. Meine Aufgabe ist jetzt, sie im Selbst zu unterstützen, während sie mit ihrem kindlichen, verbannten Teil Kontakt aufnimmt.

Tom: Wenn du auf das Kind schaust, damals, im Krankenhaus … kannst du dir vorstellen, zu dem Kind zu gehen und für es da zu sein, wie es damals jemanden gebraucht hätte …

Kay: Ja … Das Kind wird friedlicher, es war zuerst still, aber anders … Jetzt kommt eine Art innerer Frieden in ihm auf … Davor war die Ruhe nur außen.

Tom: Gut. Sei einfach mit dem Kind wie es dich braucht … Fühlt es, dass du da bist?

Kay: Ja, ich fühle es und es fühlt, dass ich da bin …

Tom: Vielleicht kannst du dem Kind irgendwie mitteilen, dass du für es da bist.

Kay: Das habe ich schon getan. Ich habe sein Gesicht gestreichelt …

Tom: Gut. Sei einfach so da, wie es dich braucht …

Kay: Es scheint … Es möchte gehalten werden.

Tom: In Ordnung. Kannst du das?

Kay: Ich bin nicht sicher …

Bis zu diesem Moment schien sie klar im Selbst zu sein, aber die letzte Antwort zeigt, dass etwas anderes in den Vordergrund kommt. Ich hätte fragen können, ob es einen Teil gibt, der nicht sicher ist, ob er das Kind halten kann, aber in diesem Fall entschloss ich mich, vorzuschlagen, sich tiefer mit ihrer spirituellen Hilfsquelle zu verbinden.

Tom: Nimm dir eine Minute Zeit, auf deinen Atem zu achten und zu Maria hin zu spüren. Vielleicht kann sie dich halten, während du das Kind hältst … Mach, was für dich stimmig ist … Was passiert jetzt?

***Kay:** Ich möchte das Kind halten und habe gleichzeitig das Gefühl, ich möchte es nicht.*

Das ist ein gutes Beispiel dafür, wie wichtig die Arbeit mit Persönlichkeitsanteilen ist – und dass es immer wichtig ist, sich der Teile gewahr zu werden, selbst wenn spirituelle Hilfsquellen dabei sind. Spirituelle Begleitung ist kein Allheilmittel, das alles sofort bereinigen kann. In manchen Momenten ist sie hilfreich, in anderen wiederum müssen Teile zuerst erkannt werden und wir müssen mit ihnen arbeiten. So ist es an dieser Stelle in Kays Prozess.

***Tom:** Kannst du den Teil finden, der das Kind nicht halten will, …*

Kay (beginnt zu weinen): *… das ist ein Teil, der weinen will, …*

***Tom:** Kannst du bei diesem Teil sein, der weinen will?*

***Kay:** Er will schreien und ist sehr aufgebracht.*

***Tom:** Sehr aufgebracht.*

***Kay:** Eine innere Unruhe.*

***Tom:** Hast du ein Bild von diesem Teil, der so aufgebracht ist?*

Kay (weint): *Ich glaube, es ist ein Teil meiner Mutter.*

***Tom:** Also, das ist ein Teil deiner Mutter, den du irgendwie internalisiert hast … Kannst du von diesem Teil etwas Abstand nehmen?*

***Kay:** Ja …*

***Tom:** Wie sieht er jetzt aus?*

***Kay:** Wie weißer Nebel.*

Tom: *Aha, weißer Nebel … Wenn du darauf schaust, was empfindest du gegenüber diesem Nebel?*

Kay: *Jetzt, wo er von mir getrennt ist, denke ich: »Meine Güte!«*

Sie scheint über diesen Teil erschrocken zu sein und es ist wichtig, hier etwas zu tun, um das Selbst zu unterstützen. Wenn der Zustand eines Anteils schwammig oder vernebelt und überwältigend erscheint, lade ich ihn ein, in eine Art Gefäß zu fließen. Meist kann dadurch wieder mehr Klarheit im System einkehren.

Tom: *Kannst du diesen Nebel einladen, in eine Art Gefäß zu fließen?*

Kay: *In einen quadratischen Glaswürfel.*

Tom: *Kannst du ihn dort hineinfließen lassen?*

Kay: *Er ist schon drinnen* (lacht).

Tom: *Gut, jetzt, wenn der Nebel im Würfel ist, schau noch einmal darauf und nimm wahr, wie du dich fühlst.*

Kay: *Der Schwindel ist wieder da. Er hat irgendwas mit diesem anderen Teil zu tun.*

Tom: *Okay. Kannst du mit dem Schwindel abklären, warum er zurückgekommen ist?*

Kay: *Er ist zurückgekommen, weil dieser Teil, der jetzt im Glaswürfel ist, so bedrohlich und furchtbar ist … er wurde vernebelt.*

Tom: *Der Schwindel ist gekommen, damit der Teil, der jetzt im Würfel ist, nicht die Leitung übernehmen kann?*

Kay: *Damit ich den nicht anschauen muss …*

Tom: *Aha. Kannst du dem Schwindel sagen, dass wir bei diesem Prozess so vorgehen können, dass es dir nicht schaden wird?*

Kay: *Hmmm …*

Tom: *Dass wir mit dem Nebel arbeiten, damit er nicht mehr so bedrohlich ist.*

Kay: *Ja.*

Tom: *Aber damit wir das machen können, muss der Teil, von dem der Schwindel kommt, erst ein bisschen zurücktreten.*

Kay: *Gut, er ist dazu bereit … Ja, er ist zurückgetreten.*

Hier schien mir wichtig, zu schauen, ob wir genug unternommen haben, um das Herz, das Selbst, zu klären, damit sie mit dem Kind besser da sein konnte. Ich spürte, dass zuerst das wichtig war und dass wir später mehr über den Nebel erforschen könnten.

Tom: *Wir werden uns noch dem Nebel-Teil zuwenden, der jetzt im Gefäß ist. Zuerst würde ich gerne beim Kind im Krankenhaus nachschauen, um zu überprüfen, ob es etwas braucht.*

Kay: *Ja, ich würde es jetzt gerne halten.*

Tom: *Gut, dann geh wieder zum Kind und bleib einen Moment bei ihm, so, wie es sich für dich richtig anfühlt.*

Kay: *Jetzt kann ich es halten (es folgt ein Moment der Stille).*

Tom: *Wie ist es jetzt?*

Kay: *Das Kind spürt, wie gut sich das anfühlt … Es fühlt sich auch für mich gut an.*

Tom: *In Ordnung … Vielleicht kannst du einfach mit dem Kind ein- und ausatmen …* (Zeit vergeht) … *Wie ist es jetzt?*

Kay: *Jetzt erlebt das Kind zum ersten Mal, dass jemand für es da ist.*

Jetzt lasse ich ihr ein bisschen Zeit, mit diesem Persönlichkeitsteil da zu sein, weil die Interaktion sehr heilsam scheint. Momente, in denen jemand aus dem Selbst/Herz einen eigenen Teil hält, der zuvor in Verbannung war, sind entscheidend für den Heilungsprozess. In einem weiteren wichtigen Schritt werden Teile aus einer Zeit in der Vergangenheit, in der sie traumatisiert wurden und stecken geblieben sind, herausgeholt. Teile in Verbannung sind oft in frühen Erinnerungen gefangen und es ist wichtig, ihnen zu sagen, dass sie dort nicht bleiben müssen. Normalerweise möchten sie die Zeit verlassen, in der sie feststecken. Bevor sie das tun, können wir ihnen anbieten, Lasten abzulegen, die sie sich aufgeladen haben, Gefühle, die sie mit sich herumtragen, Wunden oder Überzeugungen.

Tom: *Du kannst dem Kind sagen, dass es nicht in dieser Zeit vom Krankenhausaufenthalt bleiben muss. Du kannst es da herausholen, wenn es sich für dich und für das Kind richtig anfühlt.*

Kay: *Ja es möchte aus dieser Zeit raus.*

Tom: *Es kann sein, dass das Mädchen irgendwelche Lasten hat aus dieser Zeit, die es loslassen will; Gefühle oder Überzeugungen.*

Kay: *Mir kommen keine Worte, aber ich kann die Lasten spüren.*

Tom: *Das ist in Ordnung, es braucht keine Worte. Du kannst spüren, ob das Kind bereit ist, die Lasten loszulassen, und dann kannst du eine Energie oder Kraft einladen, die nötig ist, um sie wegzutragen.*

Wenn ich das jetzt lese, fällt mir auf, dass ich schnell voran gehe, vielleicht, weil an dieser Stelle der Sitzung schon viel Zeit verstrichen ist und wir die Einzelarbeit in einer Gruppe machen. Um mehr über die Lasten herauszufinden, ohne sie konkret benennen zu müssen, hätte ich fragen können, wie dieser Teil sie im Körper spürt und dann, ob sie eine Form oder Farbe hätten. Oft ist es so, dass Lasten leichter losgelassen werden, wenn sie eine Form annehmen, die von Körperempfindungen kommt.

Kay: *Ja, gut.*

Tom: *Ist das Kind bereit, loszulassen?*

Kay: *Ja.*

Tom: *Sag mir, wenn sie abgelegt sind.*

Kay (holt tief Atem): *Es ist bisschen schwierig.*

Tom: *Was ist schwierig?*

Kay: *Das Ablegen. Manche sind weg, aber nicht alle.*

Tom: *Das ist in Ordnung. Schau, ob etwas anderes nötig ist, um dabei zu helfen.*

Kay: *Ja. Ich hole Maria zur Hilfe.*

Hier schaltet die Klientin selbst die spirituelle Hilfsquelle ein, die sie braucht. Es kann beim Ablegen von Lasten auch hilfreich sein, dass die Therapeutin der Klientin vorschlägt, dass sie etwas Hilfreiches in den Prozess mit einbeziehen kann.

Tom: *Gut. Kann es sein, dass die Last weggetragen oder verändert werden muss?*

Kay: *Sie ist jetzt abgelegt, aber es muss noch etwas anderes damit passieren.*

Wenn der Prozess schwerfällig wird, finde ich es hilfreich, darauf hinzuweisen, dass innerpsychische Muster eine lange Zeit da waren und die Psyche etwas Zeit braucht, sich wieder neu einzustellen. Mir scheint, dass sich durch diese bildhafte Arbeit neuronale Verbindungen auf eine Weise umstrukturieren, wie es durch kognitives Verständnis nicht passieren würde.

Tom: *Nimm die Zeit, die der Prozess braucht.*

Kay: Gut. Da ist so ein Puder und ich streue es ins Wasser, ja, das wirkt.

Tom: Nimm dir die Zeit, die du brauchst.

Kay: Hmm … es scheint mehr Puder zu sein, als ich gedacht hatte (lacht) … *Aber es wirkt, es wirkt.*

Tom: Das ist in Ordnung, dieser Teil hat sehr viel getragen, eine sehr lange Zeit. Es braucht auch Zeit, das loszulassen.

Kay: Ja.

Wenn ich den Prozess der Entlastung anleite, lade ich offen dazu ein, wie hier, manchmal auch mit mehr Anleitung, damit das Bild der Last konkret werden kann. Meine Anleitung war hier sehr kurz, um zu schauen, ob sie selbst ein Gefühl dafür bekommen könnte. In diesem Beispiel konnte sie das, und allmählich entstand das Puder, und ihr kam die Eingebung, das Wasser könne es wegtragen. Im IFS wird manchmal vorgeschlagen, Lasten mithilfe von Erde, Wasser, Feuer oder Luft aufzulösen. Das hätte ich vorgeschlagen, wenn von ihr nichts gekommen wäre. Ist die Last abgelegt, kann eine neue Qualität oder Energie in den Raum eingeladen werden, der nun durch das Ablegen der Last frei geworden ist. Das scheint den Heilungsprozess zu unterstützen und vermutlich macht es auch unwahrscheinlicher, dass Lasten zurückkommen und den alten Platz wieder einnehmen. Deshalb sagte ich:

Tom: Kann es sein, dass das Kind an dem Ort, wo zuvor die Last war, eine neue Qualität oder Energie haben möchte? Verstehst du, was ich meine?

Kay: Ja.

Tom: Ist das Mädchen bereit für etwas Neues?

Kay: Ja. Das Puder ist wie weggewaschen vom Fluss … Man sieht es jetzt nicht mehr.

Tom: *Kann jetzt etwas Neues dazu kommen?*

Kay: *Ja, Wärme, ein warmes Licht.*

Tom: *Nimm dir die Zeit, fühl die Wärme, das Licht, nimm vielleicht ein, zwei tiefe Atemzüge mit dem Kind.*

Kay: *Ja, das Kind ist langsam bereit, es hineinzulassen.*

(Es vergeht einige Zeit.)

Tom: *Gut, überprüfe jetzt, ob das Kind bereit ist, die Zeit des Krankenhausaufenthalts zu verlassen und schaue, ob es noch etwas anderes tun muss, bevor es bereit ist, zu gehen.*

Kay: *Ja, ich kann es jetzt zu mir nehmen, in mein jetziges Leben.*

Tom: *In Ordnung, tu das.*

Kay: *Es ist hier* (sie deutet auf den Bereich zwischen ihrem Herz und ihrer Schulter) … *Sie liegt jetzt hier … Es fühlt sich gut an.*

(Es vergeht einige Zeit)

Tom: *Okay, gut … nimm dir jetzt einen Moment Zeit, auf den anderen Teil zu schauen, den wir abgetrennt hatten.*

Kay: *Ich möchte diesen Teil immer noch nicht anschauen, den Nebel.*

Tom: *Gut, vielleicht müssen wir mit diesem Teil noch etwas tun.*

Da Kays Reaktion auf den Nebel-Teil immer noch negativ war, vermutete ich, dass es kein normaler Beschützerteil war. Beschützer entspannen sich normalerweise und verändern ihre Form, wenn der verbannte Teil, der Schmerz und Leid getragen hat, versorgt wird, und fürchten nicht mehr, dass das System von dem Schmerz überflutet wird, den sie getragen haben. In diesem Beispiel passiert etwas anderes, daher denke ich, es wäre das Beste, das Kind erstmal an einen sicheren Ort zu bringen, da dieser andere Teil etwas trägt, das als gefährlich erlebt wird.

Tom: *Bevor wir das tun, wäre es gut, das Kind an einen sicheren Ort zu bringen.*

Kay: *Ja.*

Tom: *Kannst du dir einen geschützten Ort für es vorstellen, immer noch bei dir, aber geschützt.*

Kay: *Ja, es ist jetzt dort.*

Tom: *Gut. Nimm dir jetzt einen Moment Zeit, den Nebel-Teil anzuschauen.* (Als ich das sage, nehme ich eine Reaktion in ihrer Mimik wahr und eine Art Grimasse, daher sage ich ihr, dass ich den Eindruck habe, ein Teil ist da.) *Ich habe den Eindruck, es gibt einen Teil von dir, der reagiert. Ist es das Kind?*

Kay: *Nein, das ist nicht das Kind, es ist etwas tief in meinem Bauch, eine Art Murren.*

Tom: *Vielleicht kann dieser Teil sich zeigen, damit du ihn besser verstehen kannst.*

Kay: *Die Angst ist wieder da.*

Tom: *Okay, das ist gut.*

Kay: *Die Angst war da und ist wieder gegangen.*

Es scheint, dass die Angst nur sichergehen wollte, dass wir sorgfältig auf sie achtgeben, dann ist sie wieder zurückgetreten.

Tom: *Hat dieses Murren eine Form?*

Kay: *Ja, es ist wie eine Sturmwolke und ist sehr stark.*

Tom: *Es ist sehr stark.*

Kay: *Stark und wütend.*

Tom: *Stark und wütend … Kannst du dir es in einigem Abstand zu dir vorstellen, sodass du es besser verstehen kannst?*

Kay: Es ist jetzt außerhalb von mir … Ich nehme den Nebel wahr und empfinde Mitgefühl dafür, wie sehr er leidet.

Sobald die Sturmwolke etwas weiter weg ist, kam Kay ins Selbst und hatte Mitgefühl mit dem Nebel. Es ist immer noch nicht klar, was dieser Nebel ist, aber mir scheint, dass er, so wie er sich verhält, kein Persönlichkeitsanteil von ihr ist, sondern ein Teil ihrer Mutter, den sie ins eigene System übernommen hat. Ich frage also:

Tom: Ich würde gerne überprüfen, ob es ein Teil von dir ist oder etwas anderes. Könntest du den Teil fragen, ob er ein Teil von dir ist oder etwas von außen, das du in dir aufgenommen hast?

Kay (nach einer Pause): *Es ist ein Teil, den ich in mir aufgenommen habe … Er gehört nicht zu mir.*

Im nächsten Kapitel »Persönlichkeitsanteile, die keine sind« erläutere ich verschiedene Arten, wie diese Teile, die keine eigenen sind, reagieren. Am besten können wir es herausfinden, indem wir sie einfach fragen, ob sie zum System gehören. Diesbezüglich lügen sie nicht, warum auch immer. In diesem Beispiel gehe ich dazu über, den Teil direkt aus dem System wegzuschicken, da es so aussieht, als hätte Kay ihm schon eine mitfühlende Reaktion gezeigt. Bei Teilen, die gegen ihn kämpfen würden oder an ihm festhalten, müssten wir zunächst mit diesen arbeiten.

Tom: Er gehört nicht zu dir … Also, wenn du bereit bist, ist es möglich, dich von diesem Teil zu befreien.

(Sie deutet an, dass sie bereit dafür ist.)

Tom: Wenn du bereit bist, ist es auch möglich, eine Energie- oder Kraftquelle hinzuzubitten, die den Nebel dorthin bringen kann, wo er hinmuss, dorthin, wo er jetzt hingehört.

(Sie wendet sich nach innen und geht mit dem Prozess.)

Tom: *Was passiert jetzt?*

Kay: *Etwas sticht.*

Tom: *Achte darauf, was dieses Stechen ist.*

Kay: *Hmmm … Es scheint, es ist die Stelle, an der dieser Teil vorher in mir war.*

Tom: *Spür hin, was jetzt passieren muss, mit diesem Stechen.*

Ich vertraue einfach darauf, dass ihr Selbst weiß, was passieren muss und unterstütze diesen Prozess.

Kay: *Die kraftvolle Energie kommt her und ist jetzt da und dann hört das Stechen auf.*

Tom: *Gut, ja.*

Kay: *Und es ist wichtig, dass nicht ich diesen Teil wegbringe. Ich bitte Maria, noch einmal zu kommen.*

Hier wäre es gut gewesen, ich hätte zuvor schon vorgeschlagen, Maria einzubringen, bevor wir mit der Ablösung anfangen. Das ist normalerweise in solchen Fällen wichtig. Aber sie weiß wieder aus ihrem Selbst heraus, was passieren muss.

Tom: *In Ordnung und fühlt sich das richtig an?*

Kay: *Ja, und sie sagt etwas zu mir, … dass der Raum, der jetzt frei geworden ist, mit Güte gefüllt werden soll.*

Dieser Teil ging sehr schnell. Maria wurde herbeigerufen und trug diesen Teil weit weg, und es war Kay nicht wichtig, zu wissen, wohin er ging. Ich habe oft erlebt, dass es bei solchen introjizierten Teilen nicht wichtig ist, dass sie sich vollständig offenbaren, und dass die Klientin keine Verantwortung dafür mehr hat, wenn sie erstmal außerhalb des Systems sind.

Fast immer ist eine starke Verbindung zu einer spirituellen Kraftquelle essenziell wichtig, in diesem Fall Maria, die nach der Ablösung sagte, der nun leere Raum solle mit Güte gefüllt werden. Das geschah auch unmittelbar darauf. Ich finde es spannend, dass der Prozess in manchen Phasen nur mühsam vorangeht und in anderen alles auf einmal zu passieren scheint. Das ist vor allem dann so, wenn das Selbst/Herz im Vordergrund ist und spirituelle Hilfsquellen da sind. Gegen Ende des Prozesses lade ich Kay ein, sich ihres Atems bewusst zu werden und diese neue Energie ein- und auszuatmen. Die vorige Wärme ist nun auch da. Bevor wir abschließen, lasse ich sie nach dem Kind schauen und nach anderen Teilen, die jetzt irgendetwas brauchen könnten. Alles scheint in Einklang und die Sitzung kommt zum Ende.

Diese Einzelarbeit fand in der Atmosphäre und dem unterstützenden Rahmen eines Wochenend-Retreats statt. Sie werden bemerkt haben, dass in mehreren Schlüsselmomenten die Anwesenheit einer spirituellen Quelle für den Fortschritt des Prozesses wesentlich war. Zuerst bei dem Beschützer, später, als das Kind entlastet wurde, und dann nochmal, als der Teil, der nicht zu ihr gehörte, abgelöst wurde.

Nach dem Wochenende schrieb Kay mir regelmäßig, wie es ihr weiter ging. Die Sitzung nahm tiefgreifend Einfluss auf ihr Leben und ihre zwischenmenschlichen Beziehungen, insbesondere die Veränderung in der Beziehung zu ihrer Mutter war bemerkenswert. Innere Arbeit kann sich tief aufs eigene Leben auswirken, was nicht heißt, dass nicht auch neue Schwierigkeiten entstehen können. Das gesamte System muss sich an neue Bedingungen anpassen, wenn Verbannte geheilt ins aktuelle Leben zurückkommen. Folgendes teile ich gerne durch Kays eigene Worten mit Ihnen:

Beobachtungen zur Wirkung der Inneren Arbeit

Der »Teil, der nicht zu mir gehörte«, ist weg und das hat vieles in meinem Leben verändert: In der Vergangenheit hat dieser Teil in mir ein Gefühl der Kälte erzeugt, wenn es um Kinder ging, für die ich nichts empfinden konnte. Das ist jetzt anders. Ich spüre jetzt eine intensive Verbundenheit mit Kindern und die Kinder, denen ich begegne, scheinen dies an mir zu bemerken und ganz anders mit mir in Kontakt zu gehen als früher.

Eine völlig neue Gefühlsqualität ist auch in mir entstanden, ein Kontakt zu mir selbst, der tiefer ist als zuvor. Dies hat sich auf meinen Kinderwunsch ausgewirkt. Früher in meinem Leben, als ich mich entscheiden musste, Kinder zu bekommen, stand mein Kopf im Vordergrund. Damals war ich erleichtert mit meinem »Nein«. Jetzt, im Alter von 50 Jahren, ist es anders. Es ist das erste Mal in meinem Leben, dass ich aus tiefstem Herzen JA zu einem eigenen Kind sagen kann. Es ist schön, das zu spüren! Wirklich unbeschreiblich schön. Aber es ist keine einfache Sache … Ich kann mich mit der Vorstellung einer sehr späten Mutterschaft kaum anfreunden, und wenn doch, ruft es einen ganzen Berg von Ängsten hervor. Diese Gefühle bleiben aber nicht, diese Fähigkeit, so tief zu fühlen, Liebe zu empfinden, ist eine echte Bereicherung in meinem Leben, ein Geschenk! Dafür bin ich zutiefst dankbar! Zur gleichen Zeit wurden zwei Frauen um mich herum schwanger.

Ich nehme jetzt ganz anders an ihrer Schwangerschaft teil. Das Neue für mich ist, dass ich die Freude am entstehenden Leben so deutlich empfinde.

Ich konnte vorher intensiv mit anderen in Kontakt treten, aber neu ist, dass ich in sehr engen Beziehungen meine Liebe tiefer, direkter und deutlicher spüren kann. Ich begegne denjenigen, die ich liebe, auf eine Weise, die für mich neu ist. Und innerlich begegne ich auch mir anders, ein neues Gefühl der Verbundenheit ist da. Es entstand, als dieser Teil, der nicht zu mir gehörte, weg war … und ist seitdem da (es ist jetzt ungefähr ein halbes Jahr her).

Ich merke, dass Kays Worte mir sehr viel bedeuten und mein Herz beim erneuten Lesen berühren. Ich bin dankbar, auf diesem Weg zu sein, der die Entfaltung des Herzens unterstützt, wie ihren Worten anzumerken ist. Sechs Monate später nahm Kay an einem weiteren *Healing the Healer*-Wochenende teil, zu dem sie mit einer Frage aus ihrer früheren Arbeit kam. Hier ist die Zusammenfassung ihres Prozesses an diesem zweiten Wochenende:

Als das Wochenende begann, stellte ich mir die Frage: Was möchte ich jetzt gebären?

Der begleitete Prozess am Samstag … Möchte etwas aus mir geboren werden? Ich traue mich kaum, dieser Frage nachzugehen. Ein Teil nach dem anderen drängt in den Vordergrund. Ich frage sie, was sie jetzt für mich tun wollen. Einer schützt mich vor meiner Angst, indem er mich ablenkt. Als ich in der Lage bin, mich meiner Angst zuzuwenden, wird mir klar, dass es eine alte Angst ist, dass ich es nicht schaffen kann … Sie hat etwas mit dem Teil zu tun, der nicht wollte, dass ich meinen kindlichen Teil halte … Ich sehe die Last aus der Vergangenheit … Ich stehe am Grab meiner Großmutter … Ich werfe Erde in ein Loch im Boden … und ich glaube, die alte Last wird sich hier wandeln … Wind kommt auf … die Erde wirbelt auf, wie eine Kugel. Sie folgt dem Wind und wird hinaufgetragen … und von der Luft fortgetragen … verwandelt …

Mein Prozess begann vor sechs Monaten und ist gerade erst zu Ende!

Durch meine innere Arbeit wurde ein Teil abgelöst, der mehrere Generationen von Frauen in meiner Familie belastet hat, definitiv meine

Mutter und ihre Mutter (meine Oma). Meine Mutter war gerade zu Besuch, und auch da konnte ich spüren, dass wir emotionaler verbunden sind und uns näherstehen als vorher.

Mein warmes Gefühl Kindern gegenüber ist immer noch da, aber jetzt weiß ich, dass es nicht um eigene Kinder geht. Jetzt macht alles Sinn. Ich verstehe, warum ich keine Kinder wollte. Nur so konnte ich die Kraft aufbringen, diesen kalten Teil wegzubringen, anstatt ihn weiterzugeben. Ich kenne den Schmerz, ich kenne die Blockade und alle Formen der Vermeidung, um sie zu kompensieren.

Vor zwanzig Jahren entschloss ich mich, als Therapeutin zu arbeiten, und das habe ich bisher getan. Im nächsten Schritt geht es darum, meine eigene Praxis aufzubauen, neben meiner therapeutischen Tätigkeit in Anstellung, das habe ich mich bisher nicht getraut. Das ist es, was aus mir geboren werden will! Menschen dabei zu begleiten, ihre alten, verschütteten Lasten durch gemeinsame Arbeit zu verwandeln. Vitalität und Lebensfreude wiedererlangen. Das will durch mich ins Leben kommen. Jetzt ist es klar, ein eindeutiges »Ja«. Im Nachhinein kommt mir mein Prozess ein bisschen wie eine »Schwangerschaft« vor. Es dauert eine Weile, ist auch manchmal schwierig und verwirrend … und am Ende ist da neues Leben auf der Welt. Neues Leben in mir, durch die neuen Gefühlsqualitäten … und weil ich Sinn erfahre, kann ich plötzlich alles in meinem Leben so klar verstehen! Und neues Leben draußen, in dem ich Menschen dabei begleite, ihre eigenen Teile zu erkennen, wertzuschätzen und daraus etwas Gesundes, Ganzheitliches zu machen. Ich fühle mich klar, kraftvoll und anwesend.

Die tiefgründige Arbeit, die sie im ersten *Healing the Healer*-Workshop erfahren konnte, brachte einen Prozess in Gang, der sich im Lauf der nächsten sechs Monate weiterentwickelte. Während des nächsten Wochenendworkshops konnte sie die Generationenlast der Frauen ihrer Familie vollständig loslassen. Es ist üblich, dass so eine Art von Heilung zu Vorfahren zurückfließen kann, wenn Menschen Altlasten von Generationen vor ihnen loslassen.

Zunächst schien die Kälte des Teils, der keinen Kontakt herstellen konnte, freigesetzt zu werden. Dies erlaubte ihr, ihren kindlichen Teil zu halten und zu trösten, was dazu führte, dass sie ihr Herz für sich selbst und ihr Umfeld öffnete. Wie es oft der Fall ist, gab es wie einen emotionalen Rückstand, eine Belastung, die von der jahrelangen Anwesenheit dieses kalten Teils kam, der Generationen das Gefühl gab, ohne eine tiefe menschliche Verbindung zu sein. Sie war sich dessen bei ihrer Mutter und Großmutter bewusst. Dies scheint im abschließenden Bild abgelöst zu sein.

Es ist wichtig zu wissen, dass ihre Mutter während des Zweiten Weltkriegs in Deutschland aufwuchs und ihre Großmutter während des Ersten Weltkriegs. Das Leid von Frauen und Kindern in dieser Zeit war enorm. Es war auch eine Zeit, in der Müttern beigebracht wurde, ihre Kinder nicht zu trösten, wenn sie weinten, sondern sie in ein Zimmer zu bringen und die Tür zu schließen, bis sie aufhörten zu weinen. Mussten Kinder ins Krankenhaus, durften die Eltern sie nicht besuchen, und es gab oft gar keinen Körperkontakt. In Deutschland arbeite ich häufig mit verbannten kindlichen Teilen, die in Erinnerungen an solche Situationen im Krankenhaus feststecken oder in einem Zimmer gefangen sind, in dem sie weinen und niemand reagiert. Heilung und Rückgewinnung dieser Teile erfolgen normalerweise ohne die Komplikation eines kalten Teils wie bei Kay, der ihr nicht erlaubte, das Kind zu halten. In diesem Fall war es ein Teil, der nicht zu ihr gehörte. Da diese Art von Teilen gelegentlich vorkommt, werde ich sie im nächsten Kapitel weiter besprechen.

8

Introjizierte Teile: Persönlichkeitsanteile, die keine sind

Laut den Grundprinzipien von IFS kann man einen eigenen Teil nicht loswerden, und jeder Versuch, dies zu tun, würde ihn einfach verdrängen. Unterdrückte Teile aber agieren unbewusst und tauchen wahrscheinlich in einer extremeren Form wieder auf. Die Idee, dass alle Teile willkommen sind und eine positive Absicht haben, ist für das Modell so wichtig, dass die Diskussion über das, was ich »introjizierte Teile« nenne – Teile, von denen sich herausstellt, dass sie nicht dazugehören – erst im fortgeschrittenen Ausbildungsniveau des IFS-Trainings angesprochen wird, wenn überhaupt.

Um mit solchen Teilen umgehen zu können, ist es wichtig, dass wir sie erkennen, auch, wenn sie eher selten vorkommen. Deshalb erörtere ich hier diese Teile, die periodisch erscheinen und sich anders verhalten als normale Persönlichkeitsanteile. Sie sind keine innere Führung, vielmehr wohnt ihnen oft Negativität inne und keine positive Absicht für das System. Dadurch unterscheiden sie sich von allen regulären Persönlichkeitsanteilen, die wir definiert haben. Im IFS werden diese Teile derzeit »ungebundene Lasten« genannt. Mir scheint diese Bezeichnung ungenau, weshalb ich vorschlage, sie introjizierte Teile zu nennen. Diese Teile sind von außen in das System eingedrungen, verhalten sich jedoch in vielerlei Hinsicht wie ein Persönlichkeitsanteil. Im vorangegangenen Kapitel hatten wir mit so einem Beispiel zu tun. Mir gefällt der Begriff Introjekt des psychoanalytischen Modells, da er etwas bezeichnet, das ins System aufgenommen wurde und nicht dazugehört, wie Eigenschaften oder Strukturen, die sich nicht auf gesunde Weise in die Psyche einfügen. Den Begriff zu verwenden, erfordert, dass ich etwas Zeit aufwende, seine Bedeutung in Bezug zu IFS zu erläutern.

In der Psychoanalyse definiert ein Introjekt Einstellungen und Werte aus der Außenwelt, die im inneren System nachgebildet werden. Schwartz mochte den Begriff »Introjekt« nicht, weil er der Meinung war, dass nach Auffassung der Analytiker alle Teile nur Introjekte wichtiger Bezugspersonen sind und nicht angeborene Teile des eigenen Systems. Ich stimme zu, dass Anteile angeborene Teile des inneren Systems zu sein scheinen, habe aber auch das Gefühl, dass der Charakter tatsächlich von Erfahrungen in der Welt geprägt wird.

Es scheint mir eine Kategorie von Teilen zu geben, die die Aufgabe haben, Erwartungen und Urteile wichtiger Bezugspersonen zu lernen, normalerweise Botschaften der Eltern. Insbesondere Teile, die ich »Über-Ich-Teile« nenne, nehmen kritische, urteilende und perfektionistische Funktionen im Innenleben ein, damit ein Kind sich an die Familie und Gemeinschaft anpassen kann, in die es hineingeboren wird, um von ihr angenommen und versorgt zu werden. Diese Teile sind also von frühen Lebenserfahrungen geprägt, insbesondere der Beziehung zu den Eltern, was zur Folge hat, dass einige Teile ähnliche Eigenschaften wie die eigenen Eltern haben. Das Modell der Teile-Arbeit sieht diese Teile jedoch als dem eigenen System originär, obwohl sie möglicherweise Botschaften oder Eigenschaften der Eltern ins innere System integrieren. In diesem Sinne sind diese Teile keine Introjekte, sondern natürliche Bestandteile des Systems jedes Menschen.

Viele Botschaften aus der Umgebung sind gesund und notwendig für die Anpassung. In anderen Fällen können verinnerlichte Botschaften oder Überzeugungen eines Elternteils oder anderer wichtiger Bezugspersonen zu problematischen Lasten und Einschränkungen auf dem eigenen Lebensweg werden, vergleichbar den Introjekten in der psychoanalytischen Psychologie. Im IFS-Modell werden diese problematischen Botschaften oder Überzeugungen als verinnerlichte Last angesehen, die man aus frühen Lebenserfahrungen mit sich trägt. Wichtiger Bestandteil der IFS-Therapie ist es, Belastungen wie Glaubenssätze oder Lebenseinstellungen abzulösen, die ein Teil trägt und die Quelle von Leid und Einschränkung geworden sind.

Was ich introjizierte Teile nenne, unterscheidet sich von einer Botschaft, einem Glaubenssatz oder einer übernommenen Last. Sie erscheinen eher wie »Über-Ich-Teile«, die hart und sogar strafend werden können. Im Gegensatz zu echten Persönlichkeitsanteilen haben sie nicht unser Bestes im Auge. Sind echte Teile polarisiert, kann deren positive Absicht verdeckt sein. Werden sie jedoch verstanden, können sie erkennen, dass es sicher ist, nicht mehr hart oder strafend zu sein, und sie sich verwandeln können. Hinter Kritik, Verurteilung und Härte echter Teile verbirgt sich immer eine positive Absicht, die wir freilegen können. Bei »introjizierten Teilen« gibt es jedoch keine solche Absicht. Meiner Erfahrung nach gehören sie nicht zum System und müssen losgelöst werden, damit Gleichgewicht und Einklang wieder einkehren. Damit man keinen Teil ablöst, der sich als Persönlichkeitsanteil herausstellt, müssen wir sehr sorgfältig herausfinden, ob es sich um einen introjizierten Teil handelt.

Eine Geschichte, die zur Vorsicht mahnt

Viele Jahre nach meiner IFS-Ausbildung hielt ich lange an der Idee fest, dass alle Teile, denen wir in der Innenwelt begegnen, so behandelt werden müssten, als gehörten sie zu uns. Wenn jemand angab, einen Persönlichkeitsanteil nicht zu mögen, bat ich ihn, den Teil zu finden, der jenen loswerden wollte. Dies ist ein sehr wichtiger Schritt bei der inneren Arbeit mit regulären Teilen, also in 95 % der Fälle, die uns begegnen. Das folgende Beispiel beschreibt einige Risiken, die bei der vorschnellen Entledigung eines unattraktiven Anteils vorkommen können.

In der Anfangszeit meiner Arbeit mit dem IFS-Modell fand eine Klientin einen Teil, den keiner ihrer Teile mochte. Ihm erging es wie Gollum aus *Herr der Ringe*. Alle wollten ihn loswerden, und er selbst fühlte sich von den anderen angegriffen. Also sagte er, er wolle gehen. Mit meiner Anleitung schickte sie ihren Gollum weg. Das Problem war, dass er tatsächlich einer ihrer Persönlichkeitsanteile war. Anstatt zu verschwinden, begann er, außer Sichtweite zu operieren. In den folgenden Sitzungen widmeten wir uns den Gefühlen und Verhaltensweisen dieses Anteils. Wenn wir aber versuchten, mit ihm in einen Dialog zu kommen, ließ er sich nicht blicken und sprach nicht. Es dauerte eine Weile (und eine Entschuldigung), um sein Vertrauen wiederzugewinnen, was nötig war, um herauszufinden, wie er versuchte, ihr zu helfen, und festzustellen, was er brauchte, um sich wieder zu ihrem System dazugehörig zu fühlen. Nach dieser Erfahrung war ich umso mehr davon überzeugt, dass alle Teile dazugehören und nicht weggeschickt werden können. Dieser starke Glaube stellte sich später als ein Hindernis dabei heraus, zu verstehen, dass es gelegentlich Teile gibt, die nicht zu uns gehören.

Jahre später begegnete ich Klientinnen mit Teilen, die oft sehr negative und verletzende Botschaften aussandten, und von denen sie glaubten, dass sie nicht zu ihnen gehörten. Mit ihnen ging ich nach herkömmlicher Art und Weise der IFS-Methode vor: Teile finden, die auf den feindseligen reagierten, feindselige Teile in einem Raum unterbringen, wo sie anderen keinen Schaden zufügen konnten. Dann suchten wir nach Teilen, die sich gegen den feindlichen wandten, und trennen sie voneinander, damit eine Begegnung vom Selbst zu den Teilen entstehen konnte. Wenn die reaktiven Teile getrennt werden, ändert sich normalerweise der negative Teil, verkleinert sich und wird weniger extrem. Manche Teile änderten ihre Erscheinung jedoch nicht, selbst wenn die Klientin im Selbst war, und es ließ sich keine positive Absicht dieser Teile finden. Der feindliche Teil behauptete weiterhin, seine Aufgabe sei es, zu bestrafen oder zu verletzen. Dessen Abschottung half der Klientin, sich sicherer zu fühlen und besser mit anderen Teilen zu arbeiten. Beim Versuch, wieder an die Arbeit mit dem feindlichen Teil zu gehen, teilte die Klientin mit, dass ihr Eindruck sich hielt, dieser feindliche Teil würde nicht dazugehören. Anstatt in Erwägung zu ziehen, dass dieser feindliche Teil tatsächlich nicht dazugehörte, wandte ich mich erneut den Teilen zu, die auf ihn reagierten.

Bei einem Klienten, den ich hier Karl nenne, kam in Konfliktsituationen plötzlich ein »dunklen Ritter« zum Vorschein, der anderen gegenüber sehr hart und strafend war. Dies stand in krassem Kontrast zu der Art und Weise, wie er sich normalerweise in der Welt bewegte, und er versuchte, zu verstehen, was vor sich ging. Auf den ersten Blick schien der Ritter die klassische Schattenseite eines Mannes zu verkörpern, dessen vorherrschenden Teile freundlich, fürsorglich und verantwortungsbewusst waren und der seine kritischen, aggressiven Teile unterdrückte. Ich arbeitete mit ihm auf die übliche Art, um die Teile zu finden, die auf diesen Ritter-Teil reagierten, aber die harte Vergeltungsqualität dieses Anteils änderte sich nicht. Als ich ihn fragte, wann dieser Teil zum ersten Mal in seinem Leben aufgetaucht war, erinnerte er sich an seinen missbräuchlichen Vater, der sogar gedroht hatte, ihn umzubringen. Der feindliche Teil schien durch diese Beziehung im System aufgetaucht zu sein.

Während Karl das Gefühl hatte, dass dieser Teil nicht zu ihm gehörte, erforschten wir weiter, ob er sich nicht doch als eigener herausstellen könnte. Als er im Selbst ausgerichtet mit diesem Teil arbeitete, konnte er eine schwarze, teerartige Beschichtung entfernen, die den dunklen Ritter bedeckte. Darunter kam ein »weißer Ritter« zum Vorschein und brach vor Erschöpfung zusammen. Es schien, als hätte dieser weiße Ritter-Teil einst eine dunkle Energie hereingeholt, als Karl als Kind seine Geschwister vor ihrem missbräuchlichen Vater beschützen wollte und sich dabei hilflos gefühlt hatte. Mit dieser dunklen Energie konnte er seinem Vater entgegentreten, und obwohl er damals selbst geschlagen wurde, konnte er dennoch seine Geschwister beschützen. Diese dunkle Energie blieb an ihm hängen, bis wir sie in der inneren Arbeit fanden. Anders jedoch als die meisten Lasten in der Innenwelt schien diese dunkle, teerartige Energie einen Eigenwillen zu haben und war nicht bereit, zu gehen, obwohl sie jetzt vom weißen Ritter-Teil abgelöst worden war. Wir verwahrten sie in einem sicheren Raum, aus dem sie nicht herauskommen konnte, in der Absicht, sie später aufzusuchen. Ähnlich wie Persönlichkeitsanteile schien diese dunkle Energie Persönlichkeit und Lebenswillen zu haben, weswegen ich davon ausging, dass wir eine positive Absicht finden konnten, obwohl sie zu diesem Zeitpunkt zu dem weißen Ritter zu gehören schien, dem die dunkle Energie einfach Macht gab.

Etwa zu dieser Zeit hörte ich erstmals von IFS- Therapeut*innen, die mit Teilen arbeiteten, die »Ungezieferteile« genannt wurden, Teile, die nicht dazugehörten und problematisch waren. Ich war fasziniert von der Idee, dass es im inneren System doch Entitäten geben könnte, die nicht dazugehören und abgelöst werden müssen, weil dies der Erfahrung einiger meiner Klientinnen entsprach.

Bei der weiteren Arbeit mit Karl und der dunklen Energie, die wir in einem sicheren Raum verwahrt hatten, hatte er weiterhin den Eindruck, sie gehöre nicht zu ihm. Ich bat ihn, zu überprüfen, ob es das Gefühl eines

Anteils war, aber es schien aus seinem Selbst zu kommen. Also wollte ich es angehen, die dunkle Energie aus seinem System zu lösen. Zur Vorbereitung ließ ich ihn nach Teilen Ausschau halten, die besonders auf die dunkle Energie reagierten, um ihnen das zu geben, was sie brauchten, um zurücktreten zu können, da wir eine solche Ablösung am besten aus dem Selbst heraus vollziehen, ohne Angst oder Wut. Als die Teile zurückgetreten waren, ließ ich ihn Teile suchen, die nicht wollten, dass diese Energie verschwindet. Der ritterliche Teil, der diese Energie einst eingeladen hatte, erholte sich jetzt und wusste, dass diese Energie nicht gesund war und nicht mehr benötigt wurde.

Ich lud Karl ein, sich mit einer inneren Quelle spiritueller Energie zu verbinden, da er mir zuvor über seinen Zugang zu einer solchen erzählt hatte. In Verbindung mit seiner Quelle näherte er sich dann der dunklen Energie und begann, mit ihr zu kommunizieren. Der Gedanke, wegzugehen, brachte die Energie zunächst auf und sie fürchtete die Ablösung. Karl war es wichtig, diesen Teil auf eine liebevolle Art abzulösen, mit dem Wunsch, dass er dorthin gelange, wo er hingehört. Mit Unterstützung der Quelle spiritueller Energie nahm die Angst dieser Energie allmählich ab, und Karl spürte, dass sie in einen Lichtstrom einging, der sie forttrug. Nach dieser Erfahrung veränderte sich sein System tiefgreifend; er konnte entspannen und seine Persönlichkeitsanteile viel mehr in Einklang miteinander kommen. Nachdem ich bei Karl den zutiefst positiven Effekt dieses Prozesses gesehen hatte, wurde ich hellhörig, wenn Klientinnen das Gefühl hatten, ein Teil würde nicht zu ihnen gehören.

Es ist nicht schwerwiegend, mit einem Teil, von dem Sie vermuten, dass er nicht dazugehört, zunächst so umzugehen, als wäre es der Fall. Die Arbeitsschritte sind die gleichen wie bei einem introjizierten Teil. Zunächst gilt es, Teile zu finden, die auf den problematischen Teil reagieren und sich um sie zu kümmern, dann erst können wir uns aus dem Selbst damit befassen. Wenn sich Beweise anhäufen, dass er nicht dazu gehört, dann weiter darauf zu beharren, dass es sich um einen eigenen Teil handelt, wäre allerdings ein Fehler. Da ich wichtig finde, bei der Anwendung der IFS-Methode auch zu wissen, wie solche Teile zu identifizieren sind und wie man damit arbeiten kann, schreibe ich jetzt darüber.

Ich habe einige Merkmalen gefunden, anhand derer wir einen Teil identifizieren können, der nicht zum System gehört. Ein Schlüssel, den ich bereits erwähnt habe, ist das Fehlen einer positiven Absicht. Ein weiterer Indikator ist natürlich, dass jemand spontan sagt: »Ich glaube, dieser Teil gehört nicht zu mir«. Diese Ansicht muss ernst genommen werden, auch wenn dieses Gefühl nicht immer zuverlässig ist. Ein erster Schritt besteht darin, herauszufinden, ob sich ein Teil zeigt, der möchte, dass der feindliche verschwindet, oder einer, der von ihm verletzt wurde. Eine behutsame Art, dies zu überprüfen, besteht darin, reaktive Teile ausfindig zu machen. Das müssen wir in jeden Fall tun, da die Ablösung des schwierigen Anteils aus dem Selbst geschehen muss, das durch die Identifizierung reaktiver Teile leichter in den Vordergrund kommen kann. Weiter kann sich zeigen, dass sich die Beschreibung des problematischen Anteils nicht ändert, auch wenn jemand sich ins Selbst bewegt. Identifiziert jemand einen Teil, der auf einen schwierigen reagiert und findet heraus, was er braucht, um zurückzutreten, ändert sich normalerweise die Beschaffenheit des problematischen Anteils. Er kann sich verkleinern, wenn ein ängstlicher Teil zurücktritt, oder milder, wenn ein rebellischer Anteil sich löst, oder seine Bedrohlichkeit kann abnehmen, wenn ein verletzlicher Teil abgetrennt wird, während introjizierte Teile sich nicht so verändern, sondern genau die gleiche extremen Form beibehalten.

Wenn es immer mehr Beweise gibt, dass wir mit einem introjizierten Teil arbeiten, lasse ich die Klientin ihn normalerweise fragen, ob er ein Teil von ihr ist. Ich hatte noch nie einen introjizierten Teil, der behauptet, er gehöre dazu. Oft entsteht Schweigen, es kann aber auch Aufregung, Angst oder Wut darüber aufkommen, dass die Frage gestellt wurde. Ich warte auf einen Moment, in dem ich die Klientin im Selbst erlebe, damit sie besser mit der Reaktion dieser als feindlich und beängstigend erlebten Teile umgehen kann. Wie normale Persönlichkeitsanteile haben sie einen Lebenswillen und Emotionen wie Angst, Wut, usw. Deswegen ist der Prozess der Identifikation und Ablösung anders als das Ablegen von Lasten.

Abschließend ist es meiner Erfahrung nach selten, aber möglich, dass ein durchweg kritischer oder missbräuchlicher Teil in jemanden hineingelangt, aber kein echter Teil des eigenen Systems ist. Die systematische Unterscheidung von regulären Persönlichkeitsanteilen (siehe Textkasten) und die Ablösung benötigt Sorgfalt und Vorsicht und erfordert, dass die Klientin im Selbst ist und am besten Zugang zu einer Art vertrauenswürdiger innerer Kraftquelle hat. Obwohl es in diesem Buch nicht möglich ist, zu vermitteln, wie man die Ablösung ausführt, halte ich es für wichtig, von der Möglichkeit zu berichten. Diejenigen, die eine IFS-Ausbildung durchlaufen und genügend Erfahrung in der Anleitung von Teile-Arbeit haben, können damit arbeiten, ich würde jedoch empfehlen, sich zuerst an eine erfahrene Therapeutin zu wenden, um sich für die Begleitung dieser Art von Prozessen in Supervision zu begeben. Das folgende Kapitel gibt Einblick in eine gesamte Sitzung dieser Art der Ablösung und veranschaulicht viele Schritte, die dabei wichtig sind.

Hinweise zur Unterscheidung eines Introjekts von einem Persönlichkeitsanteil

- Ich definiere einen introjizierten Teil als etwas Ähnliches wie einen Persönlichkeitsanteil, der aber nicht zu uns gehört und dessen Hauptfunktion nicht unser Wohlergehen ist. Diese von außen übernommenen Teile müssen abgelöst werden, damit das System wieder ins Gleichgewicht finden kann.
- Introjizierte Teile werden tendenziell als feindselig und beängstigend empfunden. Da dies anfangs auch für manche eigene Persönlichkeitsanteile gilt, ist es wichtig, Folgendes zu tun:
- Fragt man verdächtige Teile, was sie für uns tun, so ist es nicht möglich, eine positive Absicht zu finden.
- Beschützerteile, die zu uns gehören, können zwar auch eine harsche, kritische oder zerstörerische Gestalt annehmen, haben aber meist die Absicht, vor Schmerzen zu schützen. Ihre positive Absicht kann gefunden werden, auch wenn es manchmal eine Weile dauern kann.
- Introjizierte Teile ändern sich nicht besonders, wenn jemand aus dem Selbst heraus auf sie schaut, im Gegensatz zu authentischen Teilen.
- Große und beängstigende authentische Teile erscheinen aus den Augen eines verängstigten oder verletzlichen Anteils auch so. Trennt jemand sich von diesen Teilen, verkleinern sich furchterregende Beschützer fast immer und sind weniger beängstigend.

- Direkt gefragt, ob sie zu uns gehören, werden introjizierte Teile nicht Ja sagen und womöglich schweigen. Diese Frage ist für introjizierte Teile oft sehr beunruhigend und es kann passieren, dass sie sich aufregen und aggressiv werden, daher ist es wichtig, dass wir die Frage stellen, wenn Therapeutin und Klientin im Selbst sind.

9

Sitzung mit einem introjizierten Teil

Diese Sitzung veranschaulicht die Arbeit mit einem introjizierten Teil, der sich weigert, abgelöst zu werden. Es gibt Momente, in denen Ablösungen sich einfacher darstellen, wie in der Sitzung mit Kay. In diesem Fallbeispiel jedoch stellte sich die Arbeit komplexer dar, weil der Teil nicht gehen wollte. Ich fing die Sitzung so an, dass ich ihn wie einen Persönlichkeitsanteil behandelte, bis klar wurde, dass er keiner war.

Die Sitzung begann damit, dass Moana sich auf ihre heftigen Kopfschmerzen konzentrierte, unter denen sie in den letzten Jahren litt. Moana ist sehr erfahren in der Arbeit mit Persönlichkeitsanteilen und selbst Therapeutin, daher ging der Prozess schnell voran. Zu Beginn lud ich sie ein, nach innen zu gehen, sich etwas Zeit zu nehmen und zu schauen, womit sie beginnen möchte. Ihre erste Reaktion war freudige Erregung, sich auf die innere Arbeit einzulassen. Diese stellte sich als Helferteil heraus, der viel über ihren Schmerz wusste, und sie war froh, ihn als Unterstützung dabeizuhaben. Er trennte sich von ihr, blieb aber in der Nähe.

Dieser Teil zeigte ihr das Kopfschmerzmuster, Stellen am Kopf, im Nacken und in den Schultern, die sich anspannten und verkrampften, an denen sich der Schmerz festsetzte und die ein Schmerznetzwerk bildeten, das von einem anderen Ort aus gesteuert wurde. Ich ließ sie ihre Aufmerksamkeit dorthin lenken und fragte nach einer Form. Zuerst war nur Dunkelheit wahrnehmbar, dann wurde der Teil klarer und nahm die Form eines erdfarbenen Schneeballs an. Moana spürte jedoch auch, dass sein Aussehen veränderbar war.

Ich bat sie, diesen Teil einzuladen, sich etwas von ihr zu lösen, damit sie ihn besser verstehen könne. Der Teil, der den Schmerz erzeugte, mochte diesen Vorschlag nicht. Er schien sich von ihrer rechten Schulter nach hinten zu bewegen und in ihre Muskeln hinein. Auf meine Frage nach ihren Gefühlen ihm gegenüber nahm sie Angst und Furcht wahr, die deutlich zu dem Teil gehörten, der den Schmerz steuerte. Es schien, als ob es für ihn überlebensnotwendig wäre, mit ihr verbunden zu sein, und das aggressive Greifen schien eine Art verzweifelter Aktionismus zu sein.

Der Teil bestätigte das. Ich bat sie, ihm zu sagen, dass er nicht weggehen, sondern nur ein bisschen Abstand zu Moana halten solle, damit sie ihn besser verstehen und ihm helfen könne. Diese Vergewisserung erleichterte es ihm, wieder etwas nach vorne zu kommen, sodass er ihr nun gegenüber war, aber immer noch mit seinen Widerhaken in ihren Muskeln, wie ein Anker.

Löst sich jemand von einem Teil, befürchtet dieser oft, verbannt zu werden. Die Versicherung, die ich gab, war nötig, bevor er bereit war, sich etwas zu lösen. Die aggressive Art, wie er sich in die Muskeln krallte, war jedoch ungewöhnlich. Deshalb wunderte ich mich, was das für ein Teil sein mochte, und dass er vielleicht nicht zu Moana gehörte. Anzeichen dafür waren das panische Krallen, seine dunkle, unklare Form und seine mangelnde Breitschaft zum Austausch, trotz Moanas Verankerung im Selbst/Herz. Ich fuhr dennoch so fort, als ob es ein authentischer Teil wäre.

Moana empfand es als sehr schmerzhaft, wenn dieser Teil mit seinen Widerhaken an ihr hing. Ein anderer Teil von ihr, ihr Körper, litt also wirklich unter den Widerhaken. Sie fand den Teil, der den Schmerz fühlte, gleich. Er war wie ein alter Freund, der wusste, wie man Schmerz aushält. Moana hatte eine lange Vorgeschichte chronischer Schmerzen, und als sie den Teil beobachtete, der den Schmerz fühlte, konnte sie sehen, wie erschöpft er war. Ich lud sie ein, den erschöpften Teil und alles, was er für sie getan hatte, anzuerkennen und für ihn einen Ort zum Ausruhen zu finden. Sie wusste, wohin er gehen musste. In der Vergangenheit hatte sie ihn nach längeren heftigen Schmerzphasen dort ausruhen lassen. Als der erschöpfte Teil zur Ruhe gekommen war, richtete sie ihre Aufmerksamkeit wieder auf den schmerzerzeugenden Teil in ihren Muskeln. Ich schlug vor, ihm zu sagen, dass sie seinen Wunsch nach Kontakt zwar verstand, aber ihn auch um einen anderen Weg bitten könnte, da er ihr so viel Schmerz zufügte. Er begann, sich zurückzuziehen, bis der Schmerz auf Moanas Zeigefinger beschränkt war, was mit sich brachte, dass die Verbindung nicht mehr so schmerzhaft war. Moana berichtete, dass der Teil an ihr zerrte, aber der Schmerz nicht mehr im Rest ihres Körpers zu spüren war, was erleichternd war. Auch bewegte sich viel mehr. Ich bat sie, darauf zu achten, was in ihrem Körper vor sich ging. Alle Punkte, an denen der Schmerz in ihrem Kopf, ihrem Nacken und der Schulter festgehangen hatte, waren schon wie taub und mussten sehr behutsam wieder zum Leben erweckt werden.

Dann passierten zwei Dinge gleichzeitig. Als die tauben Stellen wieder zum Leben kamen, floss Licht hinein und gleichzeitig entfernte sich der schmerzerzeugende Teil weiter in einen Wald hinein. Sie sagte, er wollte nicht gesehen werden. Dann sagte ein anderer Teil, den sie als Beschützerteil erkannte, dass der schmerzerzeugende Teil feige sei. Als der Beschützer gewürdigt wurde, war er bereit, zurückzutreten, aber sie sollte den schmerzerzeugenden Teil wissen lassen, dass der Beschützer es feige fand, davonzulaufen. Der Teil, der sich versteckte, hörte das.

Ich war neugierig, zu hören, warum diese Nachricht für den Beschützer so wichtig war. Der Beschützer fand es wichtig, weil Feigheit mit der Essenz dieses Anteils zu tun hatte. Ich bat sie, ihn zu informieren, dass es gut wäre, diesen feigen Teil zu verstehen und dass sie besser dazu in der Lage wäre, wenn er zurücktreten würde. Dies tat er, und der davongelaufene Teil konnte etwas aus dem Wald herauskommen und sich zeigen. Das war ein Anzeichen, dass Moana mehr im Selbst war. Ich lud sie dann ein, den feigen Teil an einem Ort zu treffen, der sich gut anfühlte. Sie brauchte etwas Zeit, um herauszufinden, wie nah sie einander kommen konnten, sodass der feige Teil keine Angst bekam und sie im Selbst bleiben konnte.

Ich hatte das Gefühl, dass es ein etwas angespanntes Treffen werden würde, das möglicherweise mit einem introjizierten Teil zu tun hatte. Also schlug ich vor, sich eine Minute Zeit für den Atem zu nehmen und sich dann mit ihrer Quelle innerer Führung zu verbinden. Ich wusste um ihre Quelle und dass sie sich in der Verbindung wohlfühlte. Nach einigen Atemzügen gab sie an, in Kontakt mit ihrer inneren Führungsquelle zu sein. In diesem Kontakt bat ich sie, die nächsten Schritte in diesem Prozess zu erspüren. Sie wollte den schmerzerzeugenden Teil anschauen. Er wollte sich verstecken und sie verstand nicht weshalb, da sie mit Annahme und Mitgefühl auf ihn schaute. Es schien sein Wesen zu sein, sich zu verstecken, unabhängig davon, wie Moana ihn ansah. Die Vorstellung, gesehen zu werden, versetzte ihn völlig in Panik. Auf meinen Vorschlag fragte Moana ihn, was genau er befürchte, wenn er gesehen würde, und er befürchtete, zerstört zu werden. Ich bat sie nachzusehen, ob irgendein anderer Teil diesen feigen, schmerzerzeugenden Teil loswerden wollte. Solche Teile gab es nicht.

Ich war mehr und mehr davon überzeugt, dass dieser Teil nicht zu ihr gehörte. Eines der Anzeichen war, dass sich seine Reaktionen nicht veränderten, obwohl Moana sich sehr stark im mitfühlenden Herzensraum des Selbst befand. Fast jeder authentische Persönlichkeitsteil verändert sich bis zu einem gewissen Grad, wenn polarisierte Teile zurücktreten und die Klientin vom Selbst aus beobachtet.

Ich erkundigte mich nochmal bei ihr, wie sie sich diesem Teil gegenüber fühlte. Sie empfand Mitgefühl, weil er so verängstigt und in solcher Panik war. An dieser Stelle bat ich Moana, zu überprüfen, ob dieser Teil zu ihr gehörte. Auf diese Frage geriet der Teil in Panik und der Schmerz nahm wieder zu, was Moana das Atmen erschwerte. Ich zog den Schluss, dass der Teil die Frage nicht mochte, und sie sagte, nein, sie gefiel ihm nicht. Moana fiel das Atmen jetzt wirklich schwer. Ihre Frage hätte einen Kampf auf Leben und Tod ausgelöst, der Teil wickelte sich um sie herum und sie konnte nicht atmen.

Auf diese Frage reagiert ein introjizierter Teil normalerweise nicht so heftig wie dieser, obwohl es gelegentlich vorkommt. Meist zeigt er auf irgendeine Weise, dass er nicht zu einem gehört – er regt sich auf, schweigt oder geht einfach. Ich habe noch nie einen erlebt, der sagt, er gehöre dazu, wenn es nicht so ist. Wenn er schweigt oder die Antwort ungenau ist, frage ich die Klientin, wenn sie im Selbst ist, ob sie ihn für einen eigenen Persönlichkeitsteil hält. Meist ist die Antwort so oder so ziemlich deutlich. Wenn feststeht, dass er nicht authentisch ist, frage ich sie, ob sie bereit ist, ihn seiner Wege gehen zu lassen. Wenn die Antwort Ja ist, lasse ich sie überprüfen, ob andere Teile besorgt sind, wenn er sie verlässt, oder ob es noch etwas Wichtiges zu wissen oder zu tun gibt, bevor er gebeten wird, seiner Wege zu gehen.

Wenn die Klientin im Selbst/Herz ist, lasse ich sie den introjizierten Teil fragen, ob er bereit ist, zu gehen. Gelegentlich glaubt er, aus Überlebensgründen im System verbleiben zu müssen, was Panik hervorrufen kann, wie in diesem Fall. Dann ist es sehr wichtig, dass die Klientin im Selbst bleibt und um eine Quelle innerer Führung bitten kann, ihr bei diesem Prozess zu helfen. Ich habe ein Verfahren entwickelt, bei dem ich innere Führung einlade, die weiß, wie man solche introjizierten Teile dorthin begleitet, wo sie hinmüssen. Ich versichere ihnen, dass sie nicht zerstört werden und nun ihre Reise fortsetzen können. Ich schlage einer Klientin vor, die eigene Führung einzuladen und biete an, auch meine Ressourcen hinzuzuholen. Die Situation mit Moana war eine der intensivsten Reaktionen, denen ich in meiner Arbeit begegnet bin.

Da mir Ähnliches bekannt war, bat ich Moana, den Teil zu fragen, ob er glaubte, dass er nicht mehr existieren könnte, wenn er getrennt würde. Er bejahte. Es war klar, dass er nicht in Moanas System gehörte, und angesichts der Auswirkung, die er auf sie hatte, musste ich direkter vorgehen. Ich sagte ihr, in der Annahme, dass der Teil »mithört«, dass ich ein Vorgehen entwickelt hätte, mit dem man introjizierten Teilen wie diesem helfen könnte, ihre Reise fortzusetzen, und dass er nicht zerstört werden würde, wenn er losließe. Ich fragte Moana um Erlaubnis, eine Führungsquelle einladen zu dürfen. Sie stimmte zu, wollte aber bei ihren anderen Teilen nachfragen, bevor der introjizierte Teil losgelassen wurde. Nach einer Weile sagte sie, dass einer ihrer Teile wissen wollte, warum dieser introjizierte Teil bei ihr gewesen ist. Ich dankte diesem Teil für die Frage und überprüfte, ob irgendein anderer Teil etwas brauchte, bevor der introjizierte Teil ging. Moana sagte, dass der introjizierte Teil gesehen werden wollte, bevor er ging. Nach dieser Frage sahen wir, wie sich die Atmosphäre völlig veränderte. Der introjizierte Teil hatte verstanden, dass er nicht zerstört würde, wenn er die Verbindung zu Moana verlieren würde. Moana konnte nun wieder atmen und kehrte ins Selbst zurück, was ihren eigenen Teilen ermöglichte, ihre Bedürfnisse mitzuteilen. Die Vorstellung der Anwesenheit spiritueller Energie, die bei dem Prozess helfen könnte, beruhigte die Atmosphäre zusätzlich.

Der introjizierte Teil wollte nun gesehen und mitfühlend berührt werden, bevor er ging. Interessanterweise war dies genau das, wovor er sich zuvor am meisten gefürchtet hatte. Als der Prozess weiterging, wurde der Teil allmählich sichtbarer und Moana konnte sehen, dass er ein sehr böses Grinsen hatte, das ihr den Atem nahm. Sie atmete tief durch und sagte, dass er mit einem mitfühlenden Lächeln gesehen werden müsse. Es verging ein langer Moment der Stille.

Ich gab ihr Zeit und ließ mich von ihrer Eingebung leiten. Sie fragte den Teil, ob es noch etwas gab, dass sie wissen sollte. Der Teil zeigte ihr etwas, das sie nicht in Worte fassen konnte; es war wie die Rückseite des Mondes.

> Sie berichtete: *»Da gibt es helles Licht und dunkles Schwarz und wir müssen sehen und verstehen, dass sie zueinander gehören.«*

Ich überprüfte, ob es noch etwas zu sehen oder hören gab. Das schien alles zu sein, also fragte ich sie, was für die Ablösung nötig sei.

> Sie sagte: *»Ich muss ihn nur liebevoll betrachten … Und er braucht eine Idee, wohin er dann geht.«*

An diesem Punkt ließ ich sie den Teil fragen, ob er sich der inneren Führung bewusst war, die uns in diesem Prozess begleitete. Sie sagte, er sei sich dieses Wesens bewusst, seit es hinzugebeten wurde. Ich fragte, was geschehen müsse, damit er dem Licht dieser Führung vertrauen könne. Er begann nun, sich in das Licht einzuwickeln, als würde er sich in eine Bettdecke einhüllen und zu Bett gehen.

> Sie fuhr fort: *»Jetzt muss er entscheiden, wann er den Haken entfernt, den er noch in meinem Finger hat. Bevor er ihn loslässt, möchte er ein Symbol zurücklassen, damit das, was er mitgeteilt hat, in Erinnerung bleibt.«*

Ich fragte sie, was das sein könnte, und sie sagte, es war etwas, das sie schon hatte – ein schwarzer Stein. Er war sehr glatt und wenn Licht darauf fiel, schimmerte er.

> *»Es ist ein Ort, an dem er wieder zu sich selbst finden kann und dieser Stein braucht einen Platz in meinem Meditationsraum.«*

Es folgte ein langer Moment der Stille und schließlich berichtete sie:

> *Verschiedene Teile kamen, um sich von diesem Teil zu verabschieden, da er so lange bei uns war, dass wir fast glaubten, er gehöre zu uns. Es kommen noch mehr zum Abschied. Das ist eine sehr wichtige Erfahrung für den, der geht, weil er spüren kann, wie liebevoll sie sind und dass sie gleichzeitig keine Angst haben, ihm zu begegnen … Und jetzt lässt er los. Er blieb einen Moment, um zu erfahren, dass er immer noch existierte, ohne sich an mich zu klammern.*

Ein weiterer Moment der Stille folgt, dann berichtet Moana:

> *In mir kommt eine tiefe Ruhe auf, der Teil ist in gutem Abstand zu mir, eingebettet in Licht, und ich merke, dass ich mich jetzt abwenden kann … Und nun geschieht etwas, als würden Teile sich neu positionieren, obwohl sie nie feste Positionen hatten. Dieser Raum, den der introjizierte Teil vorher eingenommen hat, wird jetzt gefüllt. Es ist so friedlich. Ich könnte den Rest des Tages in diesem Zustand verweilen.*

Diese Art von friedvollem Zustand entsteht oft an dieser Stelle. Mir scheint, dass durch die Ablösung ein Knoten gelöst wurde, der sie daran gehindert hat, sich vollständig dem Geist zu öffnen, und dass die spirituelle Energie, die den Ablösungsprozess unterstützt hat, nun in und durch sie hindurchfließen kann. Nach der Ablösung können authentische Teile sich neu positionieren, weil sie sich nicht mehr schützen müssen. Raum, den der introjizierte Teil eingenommen hat, kann mit einer anderen Energie gefüllt werden, ähnlich wie bei der eher gängigen Entlastung. Diese besonderen Augenblicke scheinen heilige Momente zu sein, die man gerne genießt und bei denen man gerne verweilt, wenn es die Zeit erlaubt. Es ist auch gut, etwas auszusuchen, das der Klientin hilft, sich an diese Momente zu erinnern und sich wieder mit ihnen zu verbinden.

Nach einigen Augenblicken berichtet sie weiter:

Dieser Teil ist immer noch ins Licht gebettet, irgendwann muss er von dort weg. Es geht sehr langsam. Das Licht hält ihn gut und nimmt ihn mit nach oben … Es wird größer, je mehr es steigt, weil es noch sehr viel mitnimmt, was noch da war, nicht nur von mir.

In diesem Prozess hat der introjizierte Teil, der anfangs so böse erschien, eine Art Heilung erfahren. Er hatte Angst, zerstört zu werden, wenn er loslässt, und er hat sich vor dem Licht gefürchtet. Als er beruhigt wurde und Zeit hatte, sich mit dem Licht vertraut zu machen, schien er das Gefühl zu haben, umsorgt und dorthin gebracht zu werden, wo er hinmusste. Es ist nicht immer so, dass die Heilung introjizierter Teile so verläuft, wie in diesem Moment. Manchmal gehen sie einfach dorthin, wo sie als Nächstes hinmüssen. Moana beschrieb, wie ähnliche Energien ebenfalls ins Licht entlassen wurden. In solchen Momenten scheint sowohl eine kollektive als auch eine persönliche Heilung stattzufinden, vergleichbar der Ahnenheilung, die Chady erfahren hat, und die ich mehrfach in ähnlichen Sitzungen erlebt habe. Nachdem der introjizierte Teil dorthin gegangen war, wo er hingehörte, lenkte ich die Aufmerksamkeit wieder darauf, was mit Moanas innerem System passieren musste.

Moana (langes Schweigen): *Das macht eine ganz tiefe Ruhe und Klarheit und das bleibt in mir.*

Tom: *Also in dem Raum, wo vorher der Teil war, könntest du dir vorstellen, wie die Energie einströmen würde, die du gerne hättest, … auch zu den Teilen?*

***Moana:** Ja, es ist schön, dabei zuzusehen, und es ist schön, das zu spüren … Da ist viel mehr Licht.*

***Tom:** Ist noch irgendwas nötig, um den Prozess abzuschließen?*

***Moana:** Nein, es ist gut so. Aber es ist gut, den Blick noch drauf zu haben,* (auf den Teil, der gegangen ist) *um zu sehen, was noch gesehen werden muss. Und weiter mit der Aufmerksamkeit bei der Neugruppierung der Teile zu bleiben.*

Später berichtete Moana, dass sie zu Beginn der Sitzung erhebliche Schmerzen hatte und dass diese sich verstärkten, nachdem wir den Teil identifiziert hatten, insbesondere, als er sich in ihre Muskeln krallte. Erst als er sich so weit losgelöst hatte, dass die Verbindung nur noch in ihrem Finger spürbar war, ließ er nach, sodass sie die Arbeit fortsetzen konnte. Nach einigen Monaten berichtete Moana, dass seit der Ablösung diese Art von Schmerz nicht wiederkam – ein Schmerz, den sie über mehrere Jahre hinweg hatte.

Moana und ich hielten es für wichtig, von dieser Arbeit mit introjizierten Teilen zu berichten, auch wenn sie nicht oft vorkommt. Sie schien der Schlüssel zu sein, um sie von einem hartnäckigen Schmerz zu befreien, unter dem sie jahrelang gelitten hatte. Anders als bei der normalen Arbeit mit authentischen Persönlichkeitsanteilen musste der introjizierte Teil am Ende aus ihrem System herausgelöst werden. Diese Lösung veranschaulicht, wie die Grundprinzipien von IFS auf innere Arbeit angewendet werden können, die nicht dem normalen Prozess folgt.

Obwohl sie keine deutliche Nachricht darüber erhielt, warum sich dieser introjizierte Teil an ihr System geheftet hatte, erhielt sie eine Nachricht, die er mitteilen wollte, bevor er ging – eine Nachricht, die er wichtig fand. Sie wurde ohne Worte übermittelt, hatte aber mit einer Dunkelheit zu tun, die wie die dunkle Seite des Mondes war. Der dunkle Stein war für Moana ein Weg, sich daran zu erinnern, was sie von der Botschaft, die der introjizierte Teil übermittelte, verstanden hatte.

Ich fragte mich, ob es eine Art Altlast war, die sie von ihrer Familie übernommen hatte. Nach der inneren Arbeit fragte ich Moana, ob sie irgendeine Ahnung hätte, woher dieser Teil kommen könnte. Moana berichtete, dass in ihrer Geschichte Familienmitglieder während der NS-Zeit Dinge getan hatten, durch die sie von dem, was passierte, profitierten, obwohl sie keine direkten Täter waren. Das könnte die Wurzel der Feigheit und Böswilligkeit sein, die ihre Persönlichkeitsanteile dem introjizierten Teil zuschrieben.

Als ich an diesem Kapitel arbeitete, fragte ich Moana, ob sie mehr dazu sagen könnte.

Ein Teil meiner Familie war über meinen Urgroßvater und seine älteste Tochter – meine Großmutter, mit der ich aufgewachsen bin – sehr mit der NS-Ideologie verbunden. Dies geschah nicht offensichtlich, es war verdeckt. Die Familie profitierte von dem System und bereicherte sich finanziell am Leid der Juden. Gleichzeitig betonte meine Großmutter, dass sie, wie unzählige andere, »von nichts gewusst« habe. Dieser feige Doppelstandard war tief in unserem Familiensystem verwurzelt und zog sich durch alle Bereiche: Es gab eine schöne Fassade und Horror dahinter. Es wurde nichts gezeigt und angesprochen, was das Bild hätte beschädigen können. Die Schwachen wurden nicht geschützt oder verteidigt. Dieser introjizierte Teil mit dem feigen, bösen Grinsen spiegelte die Haltung einiger Menschen wider, die mich geprägt haben und gleichzeitig ließ mich die Auseinandersetzung mit diesem Teil auch viel lernen, was ich in meiner therapeutischen Arbeit anwenden konnte.

Ich arbeite therapeutisch mit Menschen, die schwere, oft lang anhaltende Traumatisierung durch andere Menschen erlitten haben. Wenn ich ihre Geschichten höre, höre ich viel, von dem ich nicht glauben kann, dass Menschen in der Lage sind, einander und ihren Kindern so etwas anzutun. Nach dieser inneren Arbeit mit dir, Tom, habe ich auf einer ganz anderen Ebene verstanden, wie viel Angst hinter der

Dunkelheit steckt. Das erleichtert mir den Umgang mit dem »Bösen«, dem ich in meiner Arbeit immer wieder begegne. Die Ansicht, dass im Bösen, das dort gewirkt hat, oft tiefe Angst und Feigheit steckt, aber vielleicht auch die Sehnsucht, mit Mitgefühl betrachtet zu werden. Dieses Bewusstsein ermöglicht es meinen Teilen, bei der Arbeit leichter in den Selbstraum zu kommen. Es ist, als würde ich die dunkle Seite des Mondes annehmen, ein Bild, das mir sehr hilft. Wenn ich mich dem Licht zuwende, es durch mich hindurchfließen lasse und mein Herz sich weitet, dann ist da auch Raum für das, was das Licht meidet, sich aber danach sehnt. Der Stein, der seit dieser Arbeit in meinem Meditationszimmer liegt, ist ein Symbol dafür.

Jahrelang zögerte ich, über diese Art von Erfahrungen zu sprechen, weil ich befürchtete, dass sie seltsam und wie esoterisches, magisches Denken erscheinen würden. Ich war auch besorgt, dass Leute anfangen würden, überall introjizierte Teile zu sehen und versuchen, Persönlichkeitsanteile loszuwerden, die wirklich zu ihnen gehörten, aber als »schlecht« etikettiert würden. Nachdem deutlich wurde, wie befreiend es war, wenn introjizierte Teile losgelassen werden, fing ich an, in meinen Workshops für Fortgeschrittene offener über diese Möglichkeit zu sprechen. Als ich das zum ersten Mal in einer Gruppe, mit der ich seit mehreren Jahren arbeitete, erwähnte, kam eine Teilnehmerin, Renate, auf mich zu und sagte, sie glaube, sie hätte solche Teile. Ich wusste, dass sie als Kind nach dem Krieg sehr unter der äußerst grausamen Behandlung durch ihre Nazi-Eltern gelitten hatte. Es überraschte mich nicht, dass sie einige sehr negative energetische Muster von ihnen aufgenommen hatte. In den vielen Jahren, in denen sie an den *Healing the Healer*-Workshops teilgenommen hatte, hatte sie sehr viel innere Arbeit geleistet und hatte deutlichen Zugang zum Selbst und zu spirituellen Ressourcen, denen sie vertraute. Deshalb hatte ich ein gutes Gefühl dabei, in einer Sitzung mit ihr diese Teile zu überprüfen.

Die kurze, aber kraftvolle Sitzung hatte eine erhebliche Wirkung auf sie und sie war sehr dankbar dafür. Einige Zeit später fragte ich sie, ob sie über ihre Erfahrung schreiben würde. Sie werden an Renates Beschreibung merken, dass ich nicht sehr aktiv war und dass vor allem sie selbst mit ihrer inneren Kraftquelle für die Ablösung dieser dunklen Energien verantwortlich war. Am wichtigsten war, dass sie die Arbeit aus dem Selbst begann, zuerst verletzliche Teile an einen sicheren Ort brachte und sich danach mit ihrer inneren Quelle verband. Sie schrieb über die Ablösung und wie sie in ihre innere Arbeit insgesamt passte und veranschaulicht, wie sich die Arbeit mit einem introjizierten Teil von der normalen Arbeit mit Persönlichkeitsanteilen unterscheidet.

Renates Bericht über die Ablösung eines introjizierten Teils

Ich bin jetzt 67 Jahre alt und seit Kurzem in Rente nach einem langen Arbeitsleben. Ich hatte das große Glück, immer in dem Beruf arbeiten zu dürfen, der auch meine Berufung war. (Sie war in einem Wohnheim für Kinder mit Behinderung tätig und kümmerte sich zeitweise um todkranke Kinder.)

Nun freue ich mich auf eine Zeit, in der ich mich mehr meiner Kunst zuwenden kann. Seit meinem 47. Lebensjahr besuchte ich immer wieder Seminare über die Arbeit mit Persönlichkeitsanteilen. Dadurch konnte ich in vielen Bereichen liebevoller und geduldiger mit mir selbst umgehen und auch gelassener und toleranter mit meinen Mitmenschen sein. Besonders gestärkt fühlte ich mich in Zeiten, in denen meine sehr traumatische Kindheit und Jugend wieder einmal Aufmerksamkeit forderten. Ich habe Mut, Kraft und Zuversicht gefunden, weil ich meine Spiritualität erleben durfte, ohne sie verleugnen zu müssen.

Ich fühlte mich klar als »Lebende« und nicht mehr nur als »Überlebende«. Und trotzdem gab es immer wieder Situationen, in denen mich ein Gefühl des »Besetztseins« überkam. Teile, die mich lähmten, einengten und mit großer Kraftlosigkeit erfüllten. Wenn dieser Zustand vorüber war, glaubte ich sicher, dass er nicht durch meine eigenen Persönlichkeitsanteile verursacht worden war. An einem der nächsten Seminare sprach ich darüber, und Tom bot mir an, damit an diesem Wochenende zu arbeiten.

Sehr schnell nach Beginn der Arbeit mit der Begrüßung der Teile, dem Finden eines angemessenen Raums für jeden und dem Prüfen, wer noch gehört werden wollte, tauchte die Empfindung von Kälte, Starre und lähmender Dunkelheit auf. Auf die Frage von **Tom:** *»Welche Form oder welchen Namen kannst du dafür finden?«, sah ich sehr deutlich ganz nah vor mir zwei gewaltige Säulen auftauchen. Sie waren von unheimlicher, sehr tiefer Schwärze, quaderförmig und glatt. Nichts existierte mehr außer abgrundtiefer Angst, Schwärze und alles einhüllender Kälte, die die Welt gefangen hielten. Ein kurzer, endlos langer Moment, in dem ich uralte Todesdrohungen verspürte.*

Plötzlich verschwand, schlagartig, zuerst die schmerzhaft dröhnende Stille aus meinem Kopf, ich nahm ein feines, zartes Atmen wahr. Aus dem Himmel schossen zwei überirdisch hell leuchtende Lichtbündel herab, sie berührten die Säulen nur ganz kurz, wie ein leichtes Fingerstupsen. Die Steine begannen von innen heraus zu leuchten und zu strahlen. Mir war das Wunder sehr bewusst: Die dichte Dunkelheit und Schwärze blieben erhalten, gleichzeitig nahm ich eine Leichtigkeit der riesigen Säulen wahr, während sie ein wunderbares Licht ausströmten und den Raum damit füllten. Dann waren die Steinsäulen verschwunden, ohne dass ich wahrnehmen konnte, wohin.

In diesem heiligen Moment wusste ich, dass es nicht meine Teile gewesen waren, sondern dass die Teile zu meinen Eltern gehörten und mich mit Hass, Gewalt und Tod besetzt gehalten hatten. Eine große Glückseligkeit erfüllte mich und ich empfand die unendliche Größe allen Lebens, angefüllt mit Licht und der lachenden Liebe aller Buddhas! Und große Dankbarkeit, die mich auch jetzt noch, zwei Jahre später, jeden Tag begleitet. Ich kann frei und ohne Angst mit mir und meinen inneren Teilen im Kontakt sein, frei und ohne Angst Lösungen finden und voller Vertrauen umsetzen.

Die Vergangenheit hat mich entlassen.

Ich erzähle diese Geschichte hier, weil es Renate wichtig war, von der Erfahrung dieser dunklen Energien befreit zu werden. Diese Energien gelangten durch Morddrohungen und Gewalttaten ihrer Eltern in ihr System. Es schien ihr wichtig, zu erkennen, dass es in ihr Teile geben könnte, die nicht zu ihr gehören. Dadurch konnte sich die Arbeit auf die Zustände konzentrieren, die sich ihrer bemächtigten. Die Ablösung dieser Teile geschah schnell, als sie erkannte, dass sie nicht zu ihr gehörten. Dies wurde durch ihre früheren Erfahrungen in der Teile-Arbeit unterstützt und durch ihren Zugang zu einer spirituellen Quelle. Wenn wir diese Ablösung nicht durchgeführt hätten, hätte Renate zwar von der Teile-Arbeit profitiert, aber sie hätte nicht die weitreichende Freude und Leichtigkeit erfahren, die sie erlebte, nachdem sie von diesen introjizierten Teilen befreit worden war.

Die Arbeit mit introjizierten Teilen ermöglicht, sich von unausgeglichener Energie zu befreien, die sich im System festgesetzt hat. In manchen Fällen werden auch diese introjizierten Teile geheilt, wie es in Moanas Einzelarbeit der Fall war. In anderen Fällen, wie bei Renate und Kay, verschwinden sie einfach, und es wird nicht viel darüber bekannt, wohin sie gegangen sind. In jedem Fall ist meine Erfahrung, dass nach dieser Art von Ablösung eine tiefe Erleichterung im gesamten System eintritt. Oft gibt es Teile, die sich jahrelang gegen diese introjizierten Teile schützen. Diese Beschützerteile können sich dann entspannen und sind normalerweise in der Lage, neue Rollen im Leben des Menschen einzunehmen. Weil diese Veränderungen so hilfreich sein können, scheint es wichtig, anzuerkennen, dass es so eine Art von Teilen tatsächlich gibt und dass sie aus dem System abgelöst werden können.

10

Der Weg des Herzens geht weiter in die Welt

Als Ausbilder von Menschen in helfenden Berufen bewegte mich eine bestimmte Frage fast die gesamte Zeit meiner beruflichen Laufbahn: Wie helfen wir Menschen, angesichts von Leiden da zu sein und Qualitäten zu kultivieren, die wir aus der Forschung als wichtig für die therapeutische Beziehung kennen? Die Forschung zeigt, dass Annahme und Nichtbeurteilung, ein bedingungslos positiver Blick, Wertschätzung, Einfühlungsvermögen und die Fähigkeit, gegenseitigen Respekt und Vertrauen aufzubauen, positive Ergebnisse im therapeutischen Prozess ermöglichen.[4] Trotzdem hat das meiste, was in der akademischen Ausbildung unterrichtet wird, mit intellektuellen Konzepten zu tun.

Spirituelle Traditionen arbeiten seit Tausenden von Jahren mit Wegen, die Herzensqualitäten kultivieren. Also fing ich an, den universalen »Weg des Herzens« und die buddhistische Qualität der »wirklichen Liebe«, wie sie von Thich Nhat Hanh unterrichtet wird, zu studieren. In beiden Traditionen gibt es zahlreiche Übungsformen, die das Erwachen der Herzensqualitäten fördern. Als ich IFS fand, hatte ich den Eindruck eines psychologischen Ansatzes, der wunderbar zu dem »Weg des Herzens« passt, den ich auf meiner spirituellen Reise entdeckt hatte, ohne dass IFS vordergründig spirituell war. Ist das Selbst im Vordergrund, entsteht ein Ort der Offenheit, und Herzensqualitäten werden erweckt. Wenn eine Therapeutin imstande ist, von diesem Ort aus zu arbeiten, sind Teile, die diesen förderlichen therapeutischen Bedingungen im Weg stehen könnten, wie unsere urteilenden und kritischen Teile, nicht mehr aktiv. Darüber hinaus kann innere Arbeit therapeutische Helferteile entlasten, die angesichts des Leids der Klientinnen zu Burnout führen könnten.

Die Heilungssitzungen in diesem Buch veranschaulichen, wie Teile-Arbeit in Kombination mit spirituellen Ressourcen es ermöglicht, therapeutische Arbeit mit Ruhe, Mitgefühl und Nachhaltigkeit auszuüben. Chadys Reise mit IFS im sechsten Kapitel verdeutlicht das, und ich möchte nun mitteilen, wie seine innere Arbeit zu neuen und kreativen Wegen geführt hat, heilsame Herzensqualitäten in die Welt zu bringen. Ich bat ihn, davon zu berichten, wie eine Vision, die ihm früh in seiner inneren Arbeit kam, sich zu einer neuen Handlung in der Welt weiterentwickelte.

Am Schluss der Sitzung mit Tom, als wir das Kind auf dem Dach zum ersten Mal besuchten, sagte es, dass es fliegen möchte. Ich erinnere mich daran, dass ein Teil von mir damals im Hintergrund sagte, dass das kindisch sei und wahrscheinlich »übermäßiges Träumen«. Wenn ich schlafe, träume ich immer noch vom Fliegen, wie Kinder es tun. Einmal, am Ende eines langen Arbeitstages in meiner therapeutischen Praxis, war ich erschöpft und hatte kaum noch Kraft, dazusitzen und zuzuhören, und ich befand mich am Ende einer Sitzung mit einem Missbrauchsopfer. Die Klientin hatte sogar Schwierigkeiten, überhaupt zu sprechen. Nach ihr hatte ich noch einen Termin, und wir waren kurz vor dem Durchbruch mit dem Mädchen, als die Müdigkeit mich erschlug. Ich nahm einen Atemzug und sagte dem kleinen Jungen drinnen: »Ich verspreche dir, ich nehme dich mit zum Fliegen.« Ich gehe dieses Wochenende Gleitschirmfliegen. Ich bekam wieder etwas Energie, um den langen Therapietag zu beenden und nach einer »Diskussion« (zwischen solchen Teilen, die am Wochenende abhingen und solchen, die der Ansicht waren, ich hätte das Geld lieber Bedürftigen geben sollen …) fühlte es sich großartig an. Ich hatte das Gefühl, mich gut um diesen Jungen zu kümmern. Aber etwas sagte in mir (diesmal auf eine sanfte Weise), dass es das nicht war.

Ein oder zwei Monate später half die kreative Energie des Selbsts diesem Kind, seinem Wunsch näher zu kommen. Unter Bedingungen, in denen Benzin sehr schwer zu bekommen war und es kaum Strom im Land gab, fand ich Hilfe, um ein Jugendcamp mit dem Titel »Atmen und Hoffnung finden« zu organisieren, das von der von mir geleiteten NGO namens Ithraa Lebanon durchgeführt wurde. Das Camp war für Kinder und Jugendliche, das Programm wurde von einem Vater finanziert, der sich dafür erkenntlich zeigte, wie IFS seiner Tochter geholfen hatte. Es gab lockere Aktivitäten, Kunsttherapie und Führungstraining. Es basierte hauptsächlich auf IFS, und wir halfen den Jugendlichen, sich mit ihren Beschützern zu verbinden, einige Verbannte auszumachen und Heilung in ihr System zu bringen. Das Camp bot nicht nur denen, die teilnahmen, Hoffnung, sondern auch deren Eltern, die nicht glauben konnten, dass wir diesen Service umsonst anboten.

Während des Camps begegneten die Teilnehmenden Teilen, die mit schwerer Traurigkeit und Verzweiflung belastet waren, und ihnen wurde geholfen, lachende und hoffnungsvolle Teile zu finden. (Ann-Katrin, eine deutsche Therapeutin, die Tom bei seinen Kursen assistiert hat, half mir, Ideen dafür zu finden und gab mir fast täglich per Telefon großzügig Unterstützung.) Die Jugendlichen malten Bilder, die durch Gedanken und Gefühle ihrer Teile angeregt waren, diese wurden gesammelt, und am letzten Tag nahmen wir alle an einer Veranstal-

tung teil, bei der aus den Bildern Flügel gebastelt wurden. Alle machten Fotos von sich mit diesen Flügeln als Zeichen der Hoffnung. Fliegen hatte sich das Kind auf dem Dach aus meiner eigenen Arbeit mit Tom am Ende der Sitzung gewünscht. Diese Gesichter der jungen Menschen mit den Flügeln der Hoffnung schienen dem ausdrücklichen Wunsch des Kindes nahe zu sein.

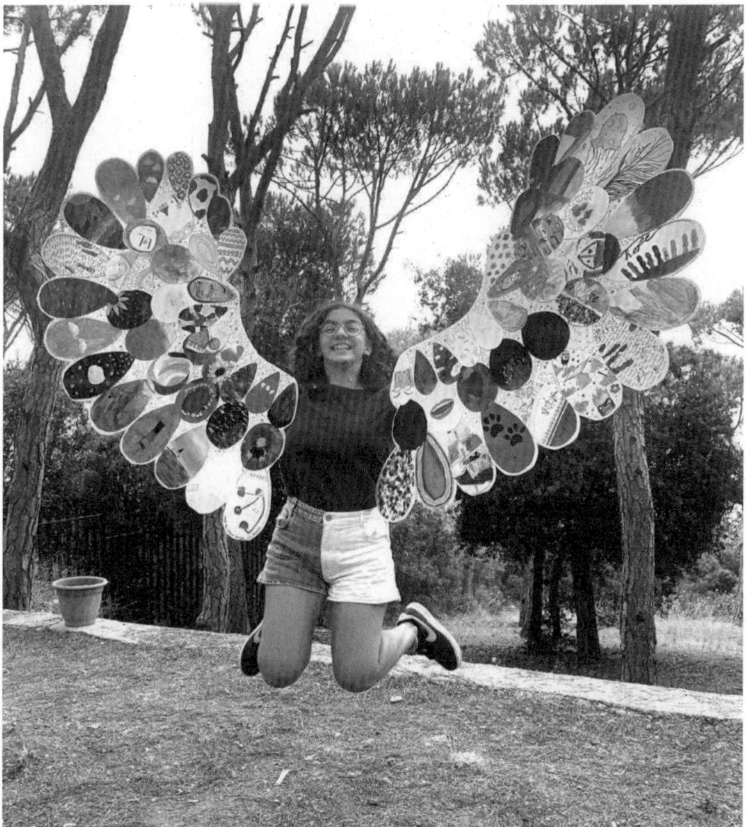

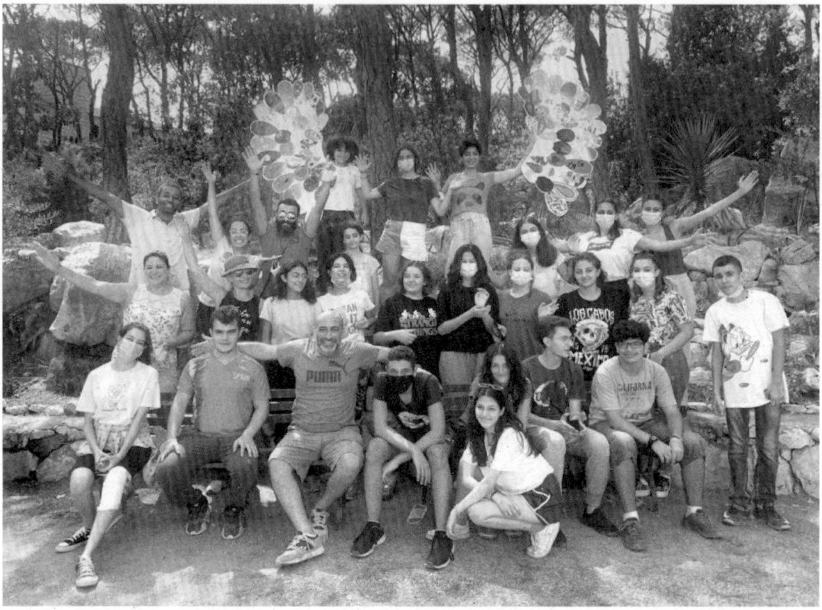

Das Programm des Camps wurde mit der Bildungsinitiative des IFS-Instituts besprochen und es wird möglicherweise an anderen Orten der Welt wiederholt. Mit den Jugendlichen blieben wir in Kontakt und werden künftig weitere Camps gemeinsam veranstalten. Wenn ich auf solche Tage zurückschaue, kann ich meinen kindlichen Teil auf dem Dach sehen, wie er mir zufrieden und mit funkelnden Augen sagt, dass Träumen großartig ist. Meinen kritischen Teilen kann ich zeigen, wie vorteilhaft es ist, Träumen nachzugehen, während ich von der Selbstenergie geleitet werde. Ich kann auch hören, wie diese Teile ihm sagen: »Demut, lieber Freund«, und ich kann die Zustimmung meines kleinen Jungenanteils sehen.

Vor uns liegt ein langer Weg, aber das gehört zu den Schönheiten der Reise!

Chady hat einen Weg gefunden, die Selbstenergie, die er in seiner eigenen inneren Arbeit vertieft hat, in die Welt, zu diesen Kindern und Jugendlichen, fließen zu lassen. Das Bild der Flügel, die die Kinder geschaffen haben, gefällt mir besonders. Indem sie verletzliche Teile, Beschützerteile und spirituelle Ressourcen enthalten, stehen sie für die Gemeinschaft, in der sie sich alle unterstützt fühlen konnten. Chadys Wahl, das Camp »Atem holen für Hoffnung« zu nennen, erinnert mich an eine Stelle im Werk von Hildegard von Bingen, die meiner Meinung nach den Wunsch für diejenigen ausdrückt, die die *Tuning the Heart*-Arbeit erleben. Sie schreibt über Hoffnung, die in der Verbindung zum Göttlichen erwacht. Mir scheinen das die besonderen Momente zu sein, die ich in früheren Kapiteln beschrieben habe. Sie schreibt: »Wer von diesem Tau kostet, sehnt sich nach himmlischen Dingen, trägt erfrischend erfüllende, ergrünende Liebe in sich, mit der er Bedürftigen zu Hilfe eilt.«[5] Für mich ist diese »grünende Liebe« die Herzenergie, die durch diese Arbeit erweckt wird und die, wie ich glaube, auch Chady dazu bewegt hat, das Camp für die Kinder zu leiten. Bei Hildegard heißt es »Ergrünung«, und dieser erweckte, offenherzige Raum des Selbst/Herzens kann Lebensenergie zu unseren schlummernden Teilen fließen lassen, die dadurch erwachen und sich entwickeln können.

11

Abschließende Gedanken

Bei meiner Rückschau auf diese Reisen bewegt mich die kraftvolle Heilung erneut, die im Zusammenspiel von IFS und Spiritualität entsteht. In der Begegnung und dem Vertrautwerden mit unseren verschiedenen Teilen kann der Selbst/Herzensraum aufgehen, wodurch unsere Beziehung zum spirituellen Leben erwächst und auf natürliche Weise in den Fluss kommt. Teile-Arbeit mündet oft in eine Erfahrung der Öffnung und Vertiefung spirituellen Lebens, selbst wenn es in der Therapie nicht behandelt wird. Ich habe wissenschaftlich orientierte, nicht religiöse Menschen erlebt, vor denen sich nach ihrer Heilungserfahrung mit Teile-Arbeit ein reiches, spirituelles Leben entfaltete, obwohl es von ihren Therapeutinnen nie thematisiert wurde. Ich habe auch mit Menschen gearbeitet, die verletzt von einem harten und angstgeprägten christlichen Glauben in Therapie kamen, und in ihrem Prozess der Teile-Arbeit sanft und liebevoll zu Jesus fanden, was ausschlaggebend für ihre weitere innere Arbeit wurde.

Ein weiterer Aspekt dieses Weges des Herzens sind die Erfahrungen von Frieden, Wunder und Freude, nachdem es in der Arbeit zu tiefer Heilung kam, wie in den Erzählungen, die ich geteilt habe. Einige sind vielleicht der Ansicht, diese Erfahrungen müssten nicht unbedingt als »spirituell« bezeichnet werden. Doch für mich definieren diese Momente fast das, was ich unter spirituell verstehe, nicht ein Konzept, sondern eine Wahrheit, die spürbar wird und zu Erweiterung und Öffnung des Herzens beiträgt. Ich wage es, solche Erfahrungen spirituell zu nennen, zumal ich ähnlichen Beschreibungen in spiritueller Literatur begegne, wie ins Dantes Worten von der Entwicklung der Seele, die sich öffnet und rein wird: »Die nicht beschreibbare und vollkommene Liebe Gottes strömt in eine reine Seele hinein, wie Licht in einen durchsichtigen Gegenstand«.[6] Öffnet sich der Selbst/Herzensraum allmählich, fließt göttliche Liebe wie von selbst ins Wesen ein. In Momenten, in denen wir lang verbannte Teile entlasten und ihnen mitfühlend begegnen, scheint das besonders zuzutreffen. Diese Momente sind etwas sehr Besonderes, und ich fühle mich geehrt, sie mitzuerleben.

Teile-Arbeit bereitet einen Weg nach vorn, wenn etwas passiert, das den Glauben an unseren Weg erschüttert, und stärkt so abermals einen wichtigen Aspekt des eigenen spirituellen Lebens. Eine Glaubenskrise kann verschiedene Auslöser haben, wie missbräuchliches Verhalten, sexuell oder auf andere Weise. Es passiert auch, wenn Glaubensführer erschütternde Maßnahmen ergreifen, wie es viele Menschen in Ägypten erlebten, als sich nach der Bewegung des arabischen Frühlings viele religiöse Autoritäten nicht gegen die brutale Unterdrückung der Menschen stellten, die an dieser Bewegung teilgenommen hatten. Teile-Arbeit bietet einen Weg an, mit den Anteilen zu arbeiten, die sich betrogen, verletzt oder enttäuscht fühlen. Ich habe in meiner Praxis oft Menschen erlebt, die aufgrund dieser Art von Verletzung ihr spirituelles Leben für Jahre aufgegeben haben. Nach der Arbeit mit Teilen, die mit diesen Erfahrungen zusammenhingen, belebte sich ihr spirituelles Empfinden – sei es in derselben religiösen Tradition oder einer anderen.

Es gibt auch Erfahrungen, wie die von Chady, als das Bombardement geschah, der nicht sein spirituelles Leben wegen der tiefen Enttäuschung über Jesus aufgab, sondern den Teil verbannte, der diese Gefühle trug. Durch die Teile-Arbeit eignete er sich ihn wieder an und dadurch seine Kraft und Ressourcen, wodurch sich auch ein tieferes Gefühl der Verbindung zur Spiritualität als Ressource in seiner Arbeit ergab. Bei den hier geschilderten Heilungsreisen ist offensichtlich, dass spirituelle Energie wieder zum Fließen kommt, wenn innere Blockaden in der Teile-Arbeit gelöst werden.

Für Menschen in helfenden Berufen ist die Offenheit für diesen Energiefluss sehr wichtig, da sie bei ihrer Arbeit mit einem kontinuierlichen Leidensstrom in Kontakt sind. Auch sie müssen sich regelmäßig ihrer eigenen Heilung widmen, damit sie bei der Arbeit im Selbst bleiben können, wodurch sie auf nachhaltige Weise dabeibleiben. Sich auch mit der eigenen spirituellen Quelle zu verbinden, kann dabei unterstützen, von einem Ort des Friedens aus mit dem Leid präsent zu sein. Thich Nhat Hanh betonte, dass es wichtig sei, wenn wir zu einer Therapeut*in gehen, sicherzugehen, dass diese Freude kennt. *Healing the healer* bedeutet auch, Therapeut*innen dabei zu unterstützen, die Quelle der Freude zu finden, die entsteht, wenn Teile verstanden werden und ihren Platz in einem ausgeglichenen System einnehmen.

Ein weiterer Schlüsselfaktor ist die Akzeptanz unserer persönlichen Grenzen, sei es der Menge an Arbeit, die wir leisten können, der Themen oder unserer beschränkten Fähigkeit, Leid zu lindern. Die meisten Menschen in helfenden Berufen haben »Helferteile«, denen es schwerfällt, diese Grenzen zu akzeptieren. Der Schlüssel für eine nachhaltige Arbeitsweise liegt darin, sich selbst von eigenen Lasten zu befreien, die dazu führen, über eigene Grenzen hinauszugehen. Ich weiß, dass dies auch bei mir der Fall war. Es ist wichtig, Wege zu finden, diese Teile nach der Entlastung zu erinnern, dass sie Lasten nicht erneut aufnehmen müssen, wenn es zu Situationen kommt, in denen sie in alte Gewohnheiten zurückfallen könnten. Ich kenne das gut von meinen eigenen Teilen. Aus diesem Grund hängt ein Bild von meinem überlasteten kleinen »Tommy«, den ich früh, in einer Teilearbeitssitzung vor 30 Jahren, entlastet habe, an der Wand meines Arbeitszimmers.

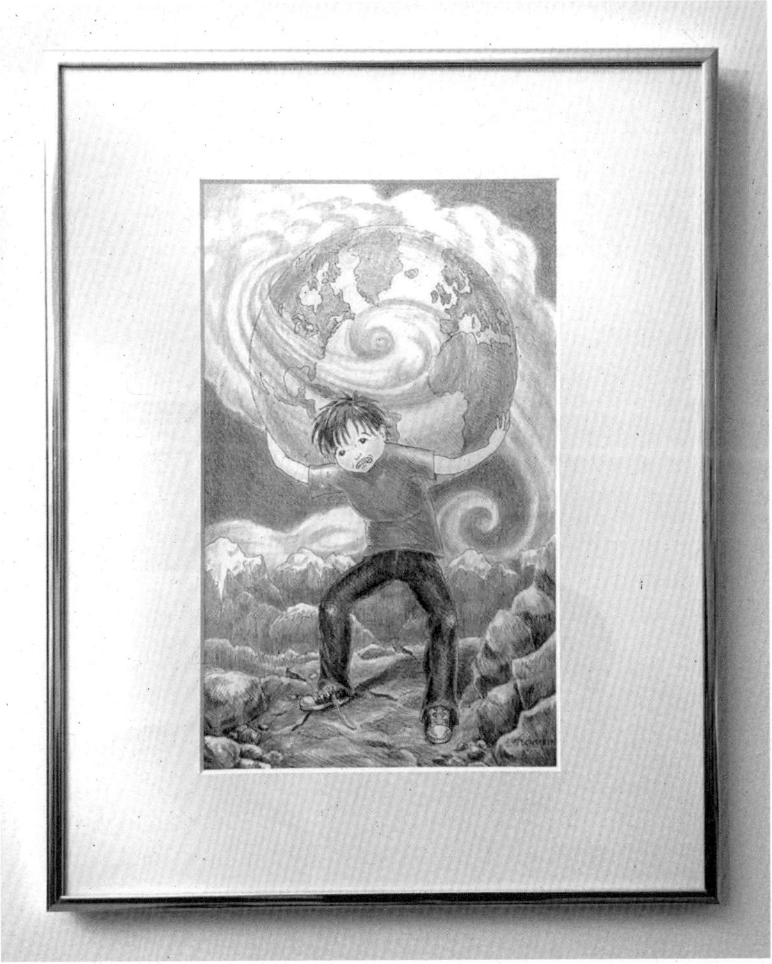

Das Bild hilft mir, mich daran zu erinnern, dass ich mich bei meinen Teilen, die meinen aktuellen Zustand und meine Kapazität kennen, erkundigen kann, bevor ich eine Anfrage zusage, die mich viel Zeit und Energie kosten könnte. Der kleine Tommy kann jetzt akzeptieren, wenn ich ablehnen muss – er will nur nachschauen und sich vergewissern, da er weiterhin sehr sensibel für die Bedürfnisse der Menschen ist. Das ist eines der Dinge, die er für mich tut.

Die Reise zu Heilung und zum Erwachen des Herzens kann Momente des Staunens und tiefer Verbundenheit enthalten, in denen Menschen Frieden, Freude und Verbindung zu einer großzügigen, liebevollen Präsenz empfinden können. Diese Momente können die eigene Lebensspur verändern, was aber nicht heißt, dass alle unsere Teile nun in beständiger Harmonie leben. Vielmehr ist es eine Reise, die wir Schritt für Schritt gehen, bei der wir uns unserer hart arbeitenden Teile bewusst werden, die uns helfen, zu überleben und zu gedeihen. Und sie bietet uns Wege an, Aktivitäten in unser Leben einzubauen, die uns helfen, uns zu erinnern und uns mit unserem Selbst/Herz zu verbinden.

Zum Abschluss dieses Buches empfinde ich tiefe Dankbarkeit gegenüber all denen, die ihre Heilungsreisen mit uns geteilt haben, und gegenüber dem IFS-Modell, das diese Heilung ermöglicht. Ich bin auch dafür dankbar, dass meine langjährige Erfahrung mir ein tiefes Vertrauen in die Heilkraft des offenen Herzens und in den Strom des Mitgefühls gegeben hat, der daraus fließt. Wenn ich bei der Arbeit mit diesem Strom präsent bin, weiß ich, dass wir gemeinsam allem, was aufkommt, mit einer ruhigen, liebevollen Präsenz begegnen können. Dieser Glaube ist keine Annahme, sondern eine Schlussfolgerung, die aus Hunderten von Heilungserfahrungen geboren wurde, wie denen, die ich hier beschrieben habe.

Danksagung

Ich danke meiner Frau Lauri, die in den letzten zehn Jahren so geduldig war, als ich darum kämpfte, herauszufinden, was ich mitteilen wollte und in welcher Form das geschehen sollte. Ihre wohlüberlegte Unterstützung bei der Entstehung dieses Buchs waren so wichtig, damit das Buch erscheinen konnte. Natürlich verspüre ich tiefe Dankbarkeit für Dick Schwartz, der das IFS-Modell begründet hat und immer dran blieb, es weiter zu entwickeln und zur Verfügung zu stellen. Auch all denen bin ich dankbar, die es über die Jahre hinweg genährt und verbreitet haben, als seine wahre Bedeutung und Tiefe noch nicht anerkannt wurde. Es ist großartig, die weitreichende Anerkennung des Modells jetzt zu sehen.

Mein besonderer Dank gilt denjenigen, die mir erlaubt haben, ihre Heilungsreise in diesem Buch zu teilen: Claudia Isler, Moana Selck, Chady Rahme, Renate und Sharon Sargent Eckstein und auch denjenigen, die sich dafür entschieden haben, ihre richtigen Namen nicht zu nennen, sondern einfach froh sind, dass ihre Geschichte erzählt wird. Besonderer Dank gilt auch Waltraud Orlik, die geduldig Aufnahmen mehrerer umfangreicher Sitzungen auf Deutsch transkribierte, und Claudia, die ihre eigene Sitzung transkribiert hat.

Ebenfalls wichtig für meine Arbeit sind Karin und Peter Findeisen, die auf demselben Sufi-Weg sind wie ich, und die das Caduceus-Zentrum gegründet haben, in dem ich während der letzten zwanzig Jahre einen unterstützenden Ort vorfand, an dem meine Teile-Arbeit als Weg des Herzens bei ihrer Entwicklung und in ihrem Wachstum unterstützt wurde. Dankbar bin ich auch Katharina Martin, die in Freiburg meiner Arbeit über so viele Jahre eine Heimat gegeben hat und deren besonderer Geist vieles von meiner Arbeit dort begleitet hat.

Während ich beginne, mich aus meiner Rolle als Ausbilder zurückzuziehen, bin ich dankbar für diejenigen, die mir in den letzten Jahren bei dieser Tätigkeit geholfen haben und die meinen Ansatz, Spiritualität und Teile-Arbeit zu integrieren, fortführen werden: Ann-Kathrin Bockmann, Moana Selck, Burghard Lippke und Kirsten Prussky in Norddeutschland; und in Freiburg: Patrizia Heise, Carola Baxmann, Wolfgang Heinrich, Csilla Schneider, Kristin Zebisch und Claudia Kunstleben.

Ich bin dankbar für die kunstvollen Illustrationen von Sharon Sargent Eckstein. Ihre Kunstwerke im ersten Buch »Reisen in die Innenwelt« erweckten das Modell zum Leben und ihre *Inner Active*-Karten sind wichtige Zutaten in meinen Workshops überall dort, wo ich bin. Auch möchte ich Jane Eckstein für ihr sorgsames Layout des ersten Buches danken und jetzt dieses neuen Buches: Weg des Herzens. Ich möchte erwähnen, dass sie viele Stunden zur Verfügung gestellt hat, die Kunstwerke aus der Hand syrischer Geflüchteter im Zaatari-Camp in Jordanien in die *Healing Images*-Karten zu verwandeln, die Menschen berührt haben, wo immer ich sie teile.

Abschließend möchte ich allen, die im Lauf der Jahre meine Workshops besucht haben, meinen besonderen Dank aussprechen, insbesondere denen, die in den letzten zwanzig Jahren zu meinen verschiedenen fortlaufenden Gruppen gekommen sind, und all meinen besonderen Freunden in Ägypten, Jordanien und dem Libanon. Es war mir eine große Freude, gemeinsame Herzensräume zu erschaffen und ich trage euch alle in meinem Herzen.

Ressourcen für Teile-Arbeit / IFS

www.wingedheart.org

Auf meiner Website finden Sie meine Artikel und Videos sowie weitere Informationen zu spirituellen Ressourcen und zu meinen Veranstaltungen.

www.innersystems.org

Dies ist die Website der Deutschen Gesellschaft für Integrative Inner Systems Therapy. Diese Organisation unterstützt Toms Workshops in Deutschland sowie Workshops von Menschen, die von Tom in *Integrative Inner Systems Therapy* ausgebildet wurden, dem von Tom entwickelten Modell zur Integration von IFS und Spiritualität.

www.neuewegewagen.de/inner-active-cards/

Hier können Sie die Inner Active-Karten beziehen und finden Informationen über die verschiedenen Einsatzmöglichkeiten. Es gibt auch ein Kartenset, das von syrischen Geflüchteten gestaltet ist.

www.inneractivecards.com

Auf dieser Seite von Shraron Eckstein finden Sie vertiefende Informationen zur Verwendung der Inner Active-Karten sowie Beispiele und Anleitungen.

www.ifs-institute.com

Dies ist die Seite von Richard Schwartz und dem IFS-Institut. Unter »Ressourcen« finden Sie viele Hilfsmittel und ein Verzeichnis von IFS-Therapeutinnen.

www.ifs-europe.net

Dies ist die Seite von IFS Europe e.V., auf der Sie Veranstaltungshinweise, Buchempfehlungen sowie zahlreiche weitere Informationen zu IFS finden. Dort finden Sie auch ein Verzeichnis von Therapeut*innen und Coaches im deutschsprachigen Raum.

www.sanghayoga.com/coaching

Auf dieser Seite finden Sie Materialien zu Karina Mirskys Modell zur Integration von Teile-Arbeit und Yoga und Yoga Mindset Coaching.

Eine Auswahl an weiteren Büchern über IFS

Earley, Jay: *Meine innere Welt verstehen. Selbsttherapie mit Persönlichkeitsanteilen.* München: Kösel, 2014 (orig. ders.: Self-therapy: A step-by-step Guide to Creating Wholeness. Larkspur, CA: Pattern System Books, 2012).

Holmes, T. u. L.: *Reisen in die Innenwelt: Systemische Arbeit mit Persönlichkeitsanteilen.* Mit Illustrationen von Sharon Eckstein. München: Kösel, 2013. (orig. dies.: An Illustrated Guide To Your Inner Life. Kalamazoo, MI: Winged Heart Press, 2007.)

Mirsky, Karina A.: *Make a Difference and Make a Living Teaching Yoga: The Secret to Transforming Lives while Supporting YourSelf.* Kalamazoo, MI: Yoga Mind Press, 2019.

Schwartz, Richard C.; Sweezy, M.: *Systemische Therapie mit der Inneren Familie.* Stuttgart: Klett-Cotta, 2022. (orig. dies.: Internal Family Systems Therapy. New York, NY: Guilford Press, 2020.)

Schwartz, Richard C.: *Kein Teil von mir ist schlecht: Mit dem Modell des Inneren Familiensystems (IFS) Trauma heilen und zur Ganzheit zurückfinden.* Freiburg: Arbor Verlag, 2022. (orig. ders.: No bad parts: Healing Trauma and Restoring Wholeness with the Internal Family Systems Model. Boulder, CO: Sounds True Publishing, 2021.)

Steege, M.K.: *The spirit-led Life: Christianity and the Internal Family System.* CreateSpace Independent Publishing Platform, 2010.

Über den Autor

Dr. Tom Holmes, PhD, ist emeritierter Professor der Western Michigan Universität (WMU) in Kalamazoo, USA. Seit 1985 bildete er dort graduierte Studierende in Psychotherapie aus. Von 1996 bis 2006 lehrte er im Rahmen des Holistic Health Care Programmes an der WMU. Ende der 1980er Jahre absolvierte er die Ausbildung in der Systemischen Therapie mit der Inneren Familie bei Richard C. Schwarz. Seit dieser Zeit lehrt und verwendet er das Internal Family Systems-Modell (IFS).

Er entwickelte daraus einen eigenen Ansatz der Arbeit mit Persönlichkeitsanteilen und vermittelt diesen heute in Vorträgen und Seminaren in den USA, Europa und im Nahen Osten. Die Besonderheit liegt in der Verbindung von Spiritualität mit dem therapeutischen Prozess. Er integriert dabei westliche und buddhistische Psychologie und den »Weg des Herzens« der Sufi-Tradition sowie auch spirituelle Lehren aus Christentum, Judentum und Taoimus. Seit einigen Jahren liegt sein Fokus auf der Prävention von Burnout bei Menschen, die im sozialen Bereich arbeiten: *Healing the Healer.*

Tom Holmes ist Autor des Buches »Reisen in die Innenwelt. Systemische Arbeit mit Persönlichkeitsanteilen.«

Endnoten

1 Schwartz, R. (2015). 2015 Internal Family Systems Conference-Bringing Self-Leadership to the Conflict in the Middle East. https://ifs-institute.com/store/139

2 Al-Ghazālī – The Marvels of the Heart /Science of the Spirit – Book XXI of the Revival of the Religious Sciences. Translated from the Arabic with an introduction and notes by Walter James Shellie with a foreword by T.J. Winter. Louisville, KY: Fons Vitae, 2011.

3 Während der Pandemie hat St. Dymphna wieder an Bekanntheit gewonnen, weshalb Sie in Internetquellen viele Verweise auf sie finden können.

4 Duncan, B; Miller, S.; Wampold, B.; Hubble, M. [Hrsg.] (2010), The Heart & Soul of Change: Delivering What Works in Therapy. 2nd ed. American Psychological Association.

5 Uhlein, Gabriele (1983). Meditations with Hildegard of Bingen. Santa Fe: Bear and Company, S. 69.

6 Mitchell, S. (1989). The Enlightened Heart: An Anthology of Sacred Poetry. New York: HarperCollins, S. 68.

Weitere Literatur aus dem Arbor Verlag

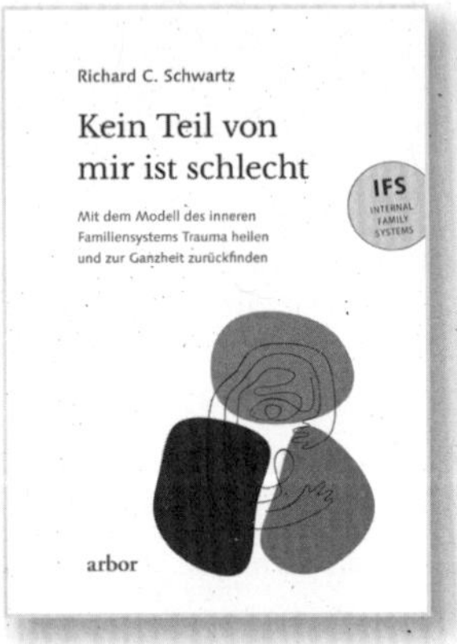

ISBN 978-3-86781-367-9

RICHARD C. SCHWARTZ

Kein Teil von mir ist schlecht

Mit dem Modell des inneren Familiensystems (IFS) Trauma heilen und zur Ganzheit zurückfinden

Dieses Buch hilft Ihnen, Ihr weises, mitfühlendes Selbst zu entdecken, die Quelle von Heilung und Harmonie. Zudem enthält es präzise Anleitungen, wie Sie Ihre Anteile kennenlernen und mit ihnen in Kontakt treten, wie Sie mit herausfordernden, beschützenden Teilen arbeiten und innere Kritiker und Saboteure zu mächtigen Verbündeten machen.

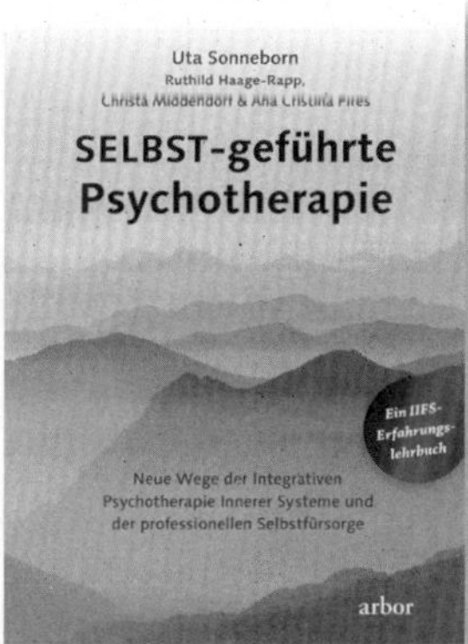

ISBN 978-3-86781-295-5

UTA SONNEBORN
(MIT BEITRÄGEN VON RUTHILD HAAGE-RAPP, CHRISTA MIDDENDORF & ANA CRISTINA PIRES)

SELBST-geführte Psychotherapie

Neue Wege der Integrativen Psychotherapie Innerer Systeme und der professionellen Selbstfürsorge

Dieses Erfahrungslehrbuch beschreibt die Grundlagen der IIFS, macht Sie mit dem SELBST-Begriff vertraut, skizziert ausführlich die Beziehung zwischen SELBST und Teilen und beleuchtet mögliche Anwendungsgebiete in der Psychotherapie wie den Umgang mit Scham, die Psychoonkologie und Trauma-Therapie. Zudem enthält es viele Übungen, Meditationen und Beispiele.

Arbor Verlagsprogramm

Umfangreiche Informationen zu unseren Themen, ausführliche Leseproben aller unserer Bücher, einen versandkostenfreien Bestellservice und unseren kostenlosen Newsletter. All das und mehr finden Sie auf unserer Website.

www.arbor-verlag.de

Mehr von Tom Holmes:

www.arbor-verlag.de/tom-holmes

Arbor Seminare

Die gemeinnützige *Arbor-Seminare gGmbH* organisiert regelmäßig Seminare und Weiterbildungen mit führenden VertreterInnen achtsamkeitsbasierter Verfahren. Zudem informiert sie über aktuelle Entwicklungen in diesem Bereich und trägt Achtsamkeit auf diese Weise nachhaltig in die Gesellschaft. Nähere Informationen finden Sie unter:

www.arbor-seminare.de

Arbor Online-Center

Mit dieser Plattform hat Arbor einen virtuellen Ort der Inspiration und des Lernens rund um das Thema Achtsamkeit geschaffen. Lernen Sie die Autor*innen unserer Bücher und die Referent*innen unserer Veranstaltungen kennen: in Interviews, Vorträgen, Meditationsübungen, Webinaren, Podcasts sowie Online-Kursen und zahlreichen weiteren Ressourcen.

www.arbor-online-center.de